내 손안의 든든한 림프부종 이야기

대한림프부종학회

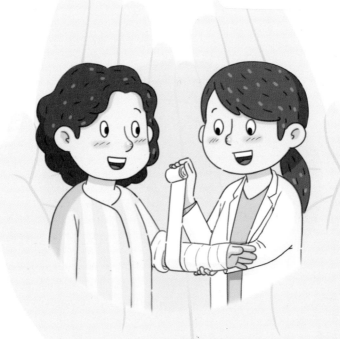

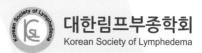

대한림프부종학회
Korean Society of Lymphedema

내 손안의 든든한 림프부종 이야기

1판 1쇄 인쇄 | 2024년 10월 25일
1판 1쇄 발행 | 2024년 11월 4일

지 은 이 대한림프부종학회
발 행 인 장주연
출 판 기 획 이성재
책 임 편 집 배진수
편집디자인 최정미
표지디자인 김재욱
일 러 스 트 이호현
제   작 황인우
발 행 처 군자출판사(주)
          등록 제 4-139호(1991. 6. 24)
          본사 (10881) **파주출판단지** 경기도 파주시 회동길 338(서패동 474-1)
          전화 (031) 943-1888   팩스 (031) 955-9545
          홈페이지 | www.koonja.co.kr

ISBN 979-11-7068-185-4 (93510)
정가 16,000원

집필진

편찬위원장	**임 상 희**	연세의대 재활의학과
편찬위원	**윤 진 아**	부산의대 재활의학과
	이 수 지	연세의대 재활의학과
대표저자	**배 하 석**	이화의대 재활의학과
저 자	**김 영 환**	성균관의대 핵의학과
	김 용 배	연세의대 방사선종양학과
	명 유 진	서울의대 성형외과
	박 종 범	건양의대 재활의학과
	서 미 리	차의과학대 재활의학과
	서 민 석	서울의대 핵의학과
	양 은 주	대림성모병원 재활의학과
	원 유 희	전북의대 재활의학과
	유 종 한	성균관의대 유방내분비외과
	유 지 성	국립암센터 재활의학과
	이 동 원	연세의대 성형외과
	이 종 인	가톨릭의대 재활의학과
	전 하 라	일산병원 재활의학과
	조 계 희	연세의대 입원의학과
	차 한 규	순천향의대 성형외과
	허 선 희	연세의대 이식외과

림프부종은 환자와 가족들에게 신체적, 정신적으로 많은 어려움을 안겨주며, 장기적인 관리가 필요한 경우가 대부분입니다. 그러나 희망을 잃지 않고 올바른 정보와 적절한 관리 방법을 숙지하고 실천한다면, 림프부종으로 인한 불편함을 크게 줄이고, 삶의 질을 향상시킬 수 있습니다.

대한림프부종학회에서는 림프부종을 처음 접하는 환자뿐만 아니라, 이미 치료 중인 분들, 그리고 림프부종 발생 위험 요소를 가지고 있는 모든 환자와 그 가족들을 위해 본 책자 출판을 기획하게 되었습니다. 림프부종에 대한 이해를 돕고, 스스로 관리할 수 있는 실질적인 정보를 제공하는 것이 중요하다는 의견 아래, 복잡한 의학 용어보다는 누구나 쉽게 이해할 수 있도록 Q&A 형식으로 구체적이고 현실적인 조언을 담았습니다.

림프부종 관리에서 가장 중요한 것은 꾸준함과 정확한 정보입니다. 이 책을 통해 환자분들이 스스로 건강을 책임지고, 보다 주체적으로 림프부종을 관리할 수 있도록 돕고자 합니다. 올바른 관리 방법을 익혀 삶의 질을 개선하고, 증상을 효과적으로 조절함으로써 건강한 미래를 만들어 나가시길 바랍니다.

이 책이 완성되기까지 많은 전문가들의 협조가 있었습니다. 배하석 회장님의 전폭적인 지원과 집필진의 풍부한 경험과 지식 덕분에 이 책이 완성

될 수 있었습니다. 이 자리를 빌어 회장님과 모든 저자분들께 깊은 감사의 말씀을 드리며, 출판을 도와주신 군자출판사에도 진심으로 감사드립니다.

마지막으로, 여러분의 건강과 행복을 기원하며, 이 책이 림프부종 환자와 보호자 여러분께 실질적인 도움이 되기를 진심으로 바랍니다.

2024년 11월

편찬위원장 **임상희**

2000년 '유방암 환우를 위한 림프부종 교육강좌'로 시작한 인연이 길게 이어져 림프부종으로 고생하는 많은 환우분들에게 진료실에서 못다한 이야기를 〈내 손안의 든든한 림프부종 이야기〉 책으로 만들게 되었습니다.

림프부종은 환자 개인의 삶의 질에 중대한 영향을 미칠 수 있는 질환으로, 무엇보다도 일상생활 속에서 적절한 관리와 예방이 필수적입니다. 그러나 그동안 림프부종에 대한 체계적이고 실질적인 정보가 부족해서 매일매일 발생하는 림프부종 문제를 어떻게 관리해야 할지 모르는 환자들이 많았습니다. 그렇기에 이러한 어려움을 겪는 상황에서 환우에게 현실적으로 도움이 되는 정보를 통해 림프부종을 잘 이해하고 생활속에서 잘 대응하는 것이 매우 필요합니다.

〈내 손안의 든든한 림프부종 이야기〉에서는 여러분이 일상생활을 하면서 궁금해하셨던 100가지 림프부종 관련 질문에 대해 재활의학과, 성형외과, 유방외과, 산부인과, 핵의학과, 영상의학과 등 대한림프부종학회의 최고의 의료진이 환우들을 위해 최대한 알기 쉽게 답변을 만들었습니다. 림프부종의 개념, 원인, 증상, 그리고 효과적인 관리 방법을 상세히 다루고 있습니다. 특히, 림프부종을 예방하고 스스로 관리할 수 있는 실질적인 방법을 제시하여 이미 림프부종을 겪고 있는 분들뿐만 아니라 발생 가능성이 있는 분들에게도 큰 도움이 될 것입니다.

대한림프부종학회는 앞으로도 림프부종에 대한 정확한 정보 제공과 활발한 연구를 통해 림프부종으로 일상생활이 어려운 분들의 삶의 질을 높이기 위해 지속적으로 노력하겠습니다. 〈내 손안의 든든한 림프부종 이야기〉를 통해 림프부종을 가진 모든 환우분들이 더 건강하고 행복한 삶을 누렸으면 합니다.

림프부종 진료의 최전선에서 〈내 손안의 든든한 림프부종 이야기〉를 집필해 주신 저자분들께 깊은 감사를 드리며, 이 책을 선택하신 독자분께도 진심으로 감사드립니다.

2024년 11월

대한림프부종학회 회장 **배하석**

기본/위험인자

기본

예방

위험인자

증상/진단

증상

진단

치료

치료

내 손안의 든든한
림프부종 이야기 Q&A

기본/위험인자

기본

Q1 림프부종은 무엇인가요?

림프부종은 일반적으로 림프계 손상이나 기능 이상으로 인한 림프액 수송 능력 저하에 의해 신체의 내외 기관에 국소적 또는 전신적으로 발생되는 부종을 말합니다.

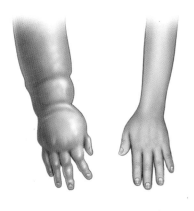
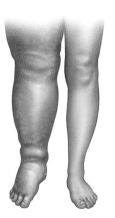

Q2 림프는 무엇인가요?

림프는 라틴어로 '물'을 뜻하며 림프계에 흐르는 액체입니다. 림프액의 조성은 일반적으로 혈장과 비슷하며 주변 세포나 혈액의 물질 교환으로 인해 조성이 계속 변합니다. 림프는 백혈구, 특히 림프구를 주로 포함하며 단백질과 과도한 간질액*을 조직에서 체순환으로 돌려보내고 소화계의 지방을 킬로미크론의 형태로 혈액으로 운반합니다. 우리 몸에서는 매일 혈장의 0.5%에 해당하는 20 L 정도의 물이 간질 공간**으로 여과됩니다. 이때 여과된 물의 80-90%는 다시 모세혈관으로 재흡수되고, 나머지 약 10-20%는 림프로 부하됩니다. 다시 말해 림프계에서는 매일 2.5-3 L의 물을 림프액으로 처리하게 됩니다. 정상 생리적 상태에서는 림프로 부하된 물이 림프계에서 수송해야 하는 단백질의 용매 역할을 하고, 체내의 수분 조절에서 중요한 역할을 합니다.

---

* 간질액: 체내 세포 바깥의 체액을 이루는 대부분의 액체를 간질액이라고 합니다. 간질액은 조직과 조직 사이의 공간에 많이 분포하며 우리 몸의 세포에 영양분을 공급하고 노폐물을 제거하는 역할을 합니다.

**간질 공간: 세포와 세포 사이의 공간을 간질 공간이라고 하며, 간질 공간으로 여과된 물의 일부는 모세혈관, 나머지는 림프관으로 흡수됩니다.

Q3　혈관과 림프관은 연결되어 있나요?

림프관은 림프액을 운반하는 통로로 몸의 말초에서 림프 모세관으로부터 시작되어 전집합관(precollector) 및 집합관(collector)을 거쳐 대체로 흉관(thoracic duct)을 통해 좌측 쇄골하 정맥(left brachiocephalic vein)으로 유입됩니다. 혈관과 림프관은 정맥각 부분 외에는 직접적으로 연결되어 있지는 않지만, 혈관벽에서 나온 림프액이 림프관을 통해 다시 혈액순환에 합류하게 되어 서로 영향을 미치게 됩니다.

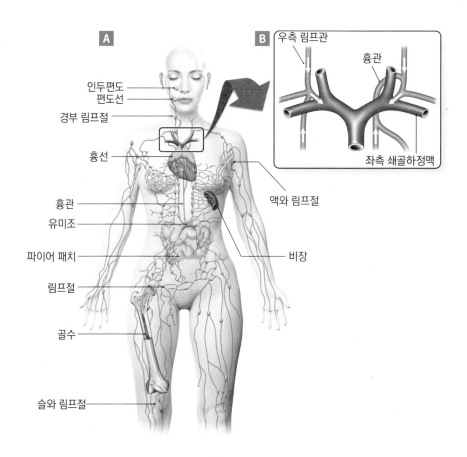

Q4 지방종과 림프부종은 다른 것인가요?

지방종과 림프부종은 본질적으로 다른 질환입니다. 지방종은 정상 지방 세포로 이루어진 양성 종양이며, 일반적으로 통증이 없고 주변으로 자라는 경우도 드물기 때문에 별도의 치료가 필요하지 않은 경우가 많습니다.

반면 림프부종이 진행되면 부종과 함께 지방이 축적되는 경우를 볼 수 있습니다. 이는 손상된 림프관이 지방세포가 증식되도록 활성화하는 작용을 하기 때문이며, 축적된 지방은 림프부종이 있는 부위를 두껍게 만들고 압박치료에도 효과가 없으므로 림프부종 환자에게 큰 불편을 주게 됩니다. 초기 림프부종의 경우, 이러한 지방 축적이 일어나지는 않기 때문에, 초기부터 림프부종을 잘 관리하여 지방 축적을 최대한 늦추는 것이 중요합니다.

Q5 유방암 치료 후 림프부종은 언제 발생하나요?

유방암 치료 후 림프부종의 발생 시기는 다양하게 보고되고 있어 정확하게 언제 발생한다고 특정할 수는 없습니다. 일부 연구 결과들을 보면, 유방전절제수술 및 겨드랑이 림프절 절제술 받고 20년까지 추적 관찰한 결과, 환자의 49% 정도까지 림프부종이 발생했다는 보고가 있었으며, 림프부종이 발생한 환자들 중 77%는 3년 이내에 발생했다고 보고하기도 하였습니다. 또한 감시림프절 생검술과 겨드랑이 림프절 절제술을 받은 환자들을 5년간 추적 관찰한 연구에서 감시림프절 생검술의 경우 5%, 겨드랑이 림프절 절제술의 경우 13%에서 림프부종 발생을 보고하였습니다.

Q6 부인암 치료 후 림프부종은 언제 발생하나요?

부인암 치료 후 림프부종의 발생 시기는 연구마다 다소 차이가 있으며, 관련된 최근의 국내 연구 결과에서 2만여 명의 자궁내막암 환자를 대상으로 13년간 추적관찰을 하였을 때, 13.1% 환자에서 림프부종이 발생했습니다. 누적 발생률을 보면, 림프부종이 발생한 환자의 50%는 1년 이내에, 대부분의 환자는 5년 이내에 부종이 발생했습니다. 또 다른 연구에서 부인암 수술 이후 회음부 림프절절제술을 시행한 366명의 환자들을 대상으로 12년간의 림프부종 발생률을 확인한 결과 하지 림프부종은 평균 13.5개월 이후 발생하였고, 누적 발생률은 수술 후 1년간 23.1%, 3년간 32.8% 10년간 47.7% 정도로 보고되었습니다.

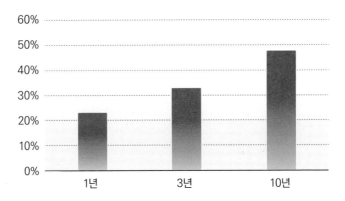

[하지 림프부종 누적 발생률(수술 후 n년간)]

Q7 림프부종이 암 발생의 원인이 될 수 있나요?

일반적으로 림프부종이 악성 종양 등 암으로 변하는 경우가 흔하지는 않습니다. 하지만 매우 드물게 림프부종으로부터 암이 발생하는 경우가 있으며, 대표적인 예로 림프관육종(sarcoma)을 들 수 있습니다. 림프관육종은 림프부종이 오랫동안 지속될 경우 발생할 수 있으며, 상하지 모두에서 발생할 수 있습니다. 특히, 유방암 수술과 방사선 치료를 받은 환자의 상지 림프부종으로부터 발생한 림프관육종인 Stewart–Treves 증후군은 최근의 발전된 유방암 수술 및 방사선 요법에 따라 발생률이 감소하였습니다. 하지만 만성 림프부종에서 피부가 점성의 자주색으로 변하거나 통증을 동반하는 피부 결절 또는 괴사가 발생한다면 내원하여 전문의의 진료를 보실 것을 권고합니다.

Q8 림프부종이 오래되면 혈관에도 문제가 생길 수 있나요?

오래된 림프부종이 혈관 질환을 일으킨다는 직접적인 보고는 없습니다. 하지만, 림프액이 원활하게 흐르지 않고 주변 조직에 축적되면 혈관 주변의 압력이 증가할 수 있고 조직의 손상 및 염증도 발생할 수 있습니다. 이러한 양상이 장기간 지속될 시에는 환자의 보행이나 일상적 활동이 제한되면서 혈액 응고의 위험이 증가할 수 있어, 드물게 정맥 혈전이나 폐색 등의 혈관 문제가 발생할 수 있을 것으로 생각됩니다.

예방

Q9 림프부종 예방이 가능한가요?

림프부종 예방을 위한 노력에는 암 치료 시 림프부종의 발생률을 낮추는 방법과 암 치료 이후 림프부종 발생 위험인자들을 피하는 방법이 있을 수 있습니다.

유방암이나 부인암에서 감시림프절 생검술을 먼저 시행하거나, 방사선 치료 설계 시 꼭 필요한 정도의 조사선량이나 범위 설정을 하는 것이 림프부종 예방을 위한 노력의 일환입니다.

림프부종 발생에 영향을 주는 위험인자들을 피하거나 조절하는 것도 예방을 위한 노력이 될 수 있으며 이는 Q10 림프부종 발생 위험인자 부분을 참고하세요.

위험인자

Q10 림프부종 발생의 위험인자는 무엇인가요?

유방암 환자에서 액와 림프절 수술, 림프절 부위 방사선 치료, 체질량지수(BMI) 증가, 봉와직염* 등 감염, 비임상적 부종이 있는 경우가 림프부종 발생의 위험인자로 밝혀졌습니다. 그 외에도 탁센계(taxane) 항암치료를 받은 경우, 호르몬치료, 트라스투주맙(trastuzumab), 방사선 조사 선량과 범위, 유전학적 감수성이 있는 경우 등이 위험인자에 포함될 수 있습니다. 유방암 이외의 암으로 인한 이차성 하지 림프부종의 경우에는 부인암으로 절제된 림프절의 수(28개 이상)가 하지 림프부종 발생의 중요한 위험 인자로 알려져 있으며, 특정 유전자의 돌연변이와 관련된 기저질환 및 유전적 소인도 이차성 림프부종 발병 위험을 증가시킬 수 있습니다.

림프부종 위험 인자	
상지 또는 몸통	**하지**
액와 림프절 절제술	암으로 림프관이 눌린 경우
유방과 림프절 방사선 치료	서혜부 림프절 절제술
항암치료(탁센계 항암제)	골반 부위 방사선 치료
액와부위 방사선치료 후 피부 변화(섬유화)	심부정맥 혈전증, 혈전 후 증후군
배액관 또는 상처의 합병증	동반질환(심장 또는 신장기능 이상)
장액종	진행성 암
진행성 암	비만 또는 과체중
비만 또는 과체중	만성 정맥부전증
봉와직염과 피부 감염	하지 정맥류 수술
고혈압	봉와직염 또는 피부 감염
투석을 위한 동정맥문합술	정형외과적 수술
사상충증	하지 부동이 지속된 경우
	유전적 감수성(일차 림프부종 등)
	사상충증

---

* 봉와직염: 진피와 피하 조직에 나타나는 세균감염으로 인한 홍반, 열감, 부종

Q11 림프절 절제수술을 시행하면 림프부종이 모두 발생하나요?

림프절 절제수술을 시행한다고 림프부종이 모두 발생하는 것은 아니지만, 절제한 림프절의 개수가 많을수록 림프부종 발생 확률이 높아집니다. 관련 임상 연구에서 부인암 수술 이후 림프부종이 발생한 환자는 23.4%였으며 해당 환자의 회음부 림프절 절제 개수는 평균 26개로 보고되었습니다. 국내 부인암 환자를 대상으로 시행한 연구에서 19,027명의 환자 중 림프부종이 발생한 환자는 13년간 2,494명(13.1%)으로 확인되었는데, 림프절 절제술 이외에도 방사선 치료만을 시행 받았을 경우 림프부종이 발생할 확률이 1.42배, 항암 치료를 시행할 경우 1.81배 높았다고 보고하였으며, 체질량지수*가 ≥ 25 kg/m² 이상인 경우에도 림프부종이 발생할 위험도가 1.6배 높았다는 결과가 있었습니다.

---

* 체질량지수(BMI) = $\dfrac{\text{몸무게(KG)}}{\text{키}} \times \text{키}$

Q12 감시림프절 절제(생검술)는 무엇인가요?

1993년 처음 소개된 감시림프절 생검술은 염료(dye)나 방사성동위원소 (radioisotope)를 이용하여 겨드랑이 감시림프절을 먼저 제거한 후 암세포의 전이 범위를 확인하는 수술 방법입니다. 감시림프절의 전이 여부에 따라 겨드랑이 림프절 절제술 여부를 결정하며, 감시림프절로의 전이가 없다면 겨드랑이 림프절에 대한 수술은 종료가 되고 병기에서도 림프절 전이가 없음으로 결정합니다. 감시림프절 생검만 시행되는 경우에는 실제 겨드랑이 부위에 대한 수술 범위가 축소되어 겨드랑이 림프절 절제술과 비교할 때 상지의 림프부종 발생률을 2–7% 정도로 월등히 낮추게 됩니다. 또한, 수술 이후 통증이나 상지 사용에 대한 제한이 상대적으로 적어져 빠른 시일 내에 일상으로 복귀할 수 있습니다.

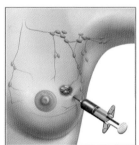 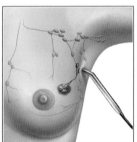 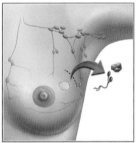

[감시 림프절 생검]

Q13 감시림프절 절제를 하지 않아도 림프부종이 생길 수 있나요?

암 치료 과정에서의 림프절 절제는 림프부종의 주요 위험 인자입니다. 하지만 림프절 절제를 하지 않았어도 수술 시 광범위한 피부 손상 또는 방사선 치료 시 림프관 손상으로 인한 림프부종이 발생할 수 있습니다. 따라서 암 치료를 받은 환자의 경우 일상 생활에서 외상 또는 림프부종을 발생시킬 수 있는 생활 습관에 주의를 기울일 필요가 있습니다.

Q14 액와부 림프절제술을 하였다면 상지의 림프가 빠져나갈 길이 없어진 것이 아닌가요?

유방암 환자에서 수술 전 검사를 통해 액와림프절에 전이가 있거나, 암의 크기가 큰 경우 액와 림프절을 모두 제거하는 곽청술을 시행하게 됩니다. 액와부 림프곽청술을 시행한 환자들의 림프 배출 경로를 확인한 연구 결과에서 림프 배출의 주된 경로인 액와부 림프절이 제거된 경우, 외측 쇄골상부 림프절, 깊은 림프관 등을 통한 중앙 림프절 등의 우회 경로가 발생함을 확인하였습니다. 또한 림프절 곽청술 이후 발생하는 림프관 재생 및 주변 림프관으로 연결되는 림프절 생성 등의 보상 기전이 발생하여 림프 흐름을 유지시키고자 하는 생리적 반응이 발생하게 됩니다. 이러한 보상기전이 림프 흐름을 유지하기에 충분하다면 이것이 부종의 증상으로 발현하지 않겠지만, 충분한 림프 배출 통로가 확보되지 못한다면 림프부종이 발생하게 됩니다.

Q15 항암 치료는 림프부종과 관련이 있나요?

항암 치료, 즉 화학요법을 위험 요인이라고 할 수 있는 결정적인 근거는 아직 부족합니다. 항암 치료가 림프부종의 위험 요인인지 밝히기 위한 연구마다 서로 상반된 결과들을 보여주고 있습니다.

탁센계 화학요법 중 도세탁셀 치료가 체액 저류로 인해 림프부종의 발생률을 높인다는 것에는 충분한 근거가 있으나, 그 외 다른 탁센계 화학요법이 림프부종의 위험 인자인지는 아직 명확하지 않습니다.

선항암 치료가 림프부종에 미치는 영향은 불분명합니다. 선항암 치료가 림프절 크기를 줄여 림프부종을 감소시킬 수 있다는 연구도 있지만, 반면에 림프부종의 위험을 증가시킨다는 연구도 있습니다. 따라서 항암 치료의 위험 요인에 대해서는 더 많은 연구가 필요합니다.

Q16 방사선 치료는 림프부종과 관련이 있나요?

방사선 치료 부위에서 방사선에 대한 반응으로 림프관의 유연성이 떨어지고 좁아져 림프의 흐름이 정체될 경우 림프부종이 발생할 수 있습니다. 부종 발생 확률은 림프절 병변의 개수와 크기에 따라 다를 수 있는데, 림프절 병변의 개수가 적어도 병변의 크기가 크다면 고선량 조사가 필요하므로 림프부종 발생 확률이 높아집니다. 또한, 크기가 작더라도 개수가 많아 치료 범위가 넓을 때 역시 발생 확률이 높아집니다. 림프절 병변이 심하면 방사선 치료를 시행하여야 하지만 그에 따른 림프부종의 발생에 대한 위험 부담은 감수해야 합니다. 따라서 부종을 예방하기 위해서는 적절한 조사선량*과 범위 설정이 필요하며, 병변이 심해지기 전에 방사선 치료를 고려하는 것이 유리합니다.

---

* 조사선량: 방사선상의 강도를 표현하기 위해 사용되는 양

Q17 항암 및 방사선 치료법 개발이 림프부종 발생률에 영향을 미치나요?

방사선 치료의 발전으로 림프부종의 발생률이 감소하고 있습니다. 부종 발생 확률은 방사선 치료 시 포함되는 림프절 병변의 선량과 범위에 영향을 받습니다. 즉, 선량을 적게 사용하고 범위를 작게 설정할수록 유리합니다.

근래 유방암 치료 시에는 방사선 치료의 횟수를 줄이는 소분할 방사선 치료가 표준화되어 림프 영역에 조사되는 선량을 감소시킬 수 있게 되었습니다. 또한 감시림프절 생검의 결과에 따라 겨드랑이 림프절을 포함하는 범위를 줄여 림프부종의 발생률을 감소시킬 수 있게 되었습니다. 부인암 치료에서도 감시림프절 생검이 보편화되고 있고, 결과에 따라 방사선 치료에 골반 림프절을 포함하는 범위를 줄이거나 생략하여 림프부종 발생을 감소시키고자 하는 시도를 하고 있습니다.

최근 고정밀방사선치료기법이 일반화되면서 재발로 발생한 림프절 병변의 범위를 최소화하고 일반적인 치료보다 1회 조사선량을 2–3배 올려 효과를 증대시키는 치료가 시행되고 있습니다. 이는 정상 림프절에 들어가는 방사선량을 줄여 림프부종의 발생을 감소시킵니다.

또한, 항암 치료 여부 및 항암 치료 약제의 종류에 따라서도 림프부종의 발생률이 달라지는 것으로 알려져 있습니다.

Q18 정맥류 수술/정맥기능부전은 림프부종과 관련이 있나요?

정맥류 수술 중 과거에 많이 시행되던 고위 결찰술 및 발거술[*]의 경우 수술 시 림프관 및 조직의 물리적 손상으로 인한 림프부종이 하지 정맥류 수술의 합병증으로 보고되었습니다. 하지만 최근 시행되고 있는 혈관 내 치료(레이저, 고주파, 혈관 내 접착제 폐쇄술, 기계약물 폐쇄술 등)는 혈관 내 기구 삽입을 통해 혈관을 막는 치료이기 때문에 림프관 손상이 없어 림프부종이 거의 발생하지 않습니다.

만성 정맥 기능부전의 경우 하지 부종의 흔한 원인 중 하나로 림프부종과 반드시 감별해야 하는 주요한 질병입니다. 또한 만성 정맥 기능부전의 경우 정맥의 높은 압력으로 인하여 림프계의 압력을 증가시키고 이차적인 림프부종의 원인이 될 수 있습니다. 이와 같이 정맥과 림프관 모두에 폐색이 있는 경우 림프–정맥계의 복합부종(mixed lymphatic–venous form of chronic edema) 혹은 정맥림프부종(phlebolymphedema)으로 부르기도 합니다.

---

[*] 고위 결찰술 및 발거술: 역류 및 혈관의 확장이 관찰된 부위를 결찰 후 제거하는 방법

Q19 암치료를 하지 않았는데 외상으로 림프부종이 발생할 수 있나요?

외상은 다양한 방식으로 림프관을 손상시킬 수 있습니다. 외상에 의한 직접적인 림프계 손상이나 염증 반응은 손상 정도에 따라 국소적 혹은 전신적인 부종을 일으키며, 손상 부위의 통증, 발적, 피부 온도 상승 등의 증상을 보이게 됩니다. 이러한 임상 소견은 면역세포의 침범 및 염증 연쇄반응(inflammatory cascade)의 활성화를 시사합니다.

하지만 경미한 외상으로 만성 림프부종이 발생하는 경우는 거의 없으며, 외상 후 일시적인 부종 반응은 정상적인 상처 치유 과정입니다. 이러한 회복 과정은 외상 후 최대 3개월까지 진행되며, 림프계는 이 기간 동안 림프관신생(lymphangiogenesis) 과정을 통해 복구됩니다.

반면, 외상이 심하고 손상된 조직의 양이 많은 경우, 상처 치유 과정 중에 반흔 조직이 형성되어 림프관의 흐름을 제한할 수 있습니다. 그 결과 림프계의 기능 장애가 발생하고 림프부종이 만성화될 수 있습니다. 실제로 외상 후 하지 부종 환자를 대상으로 한 연구에서 림프관의 확장과 림프 흐름의 감소가 보고되었습니다.

Q20 체지방률이 높으면 림프부종 발생 위험이 높아지나요?

과체중과 비만은 림프부종 발생의 위험 인자이며, 체질량지수(BMI)는 몸무게(kg)를 키의 제곱(m²)로 나눈 값으로, 체질량지수의 증가는 부종 발생과 관련된 위험 요인으로 널리 알려져 있습니다. 비만은 조직액 정체에 영향을 미쳐 정맥계, 림프계 및 조직의 변화를 가져오며, 비만으로 움직임 제한이 있는 경우 근육 펌핑 활동 저하로 인해 림프 흐름 정체가 심해질 수도 있습니다.

Q21 물을 많이 마시면 림프부종이 악화되나요?

수분 섭취량과 림프부종 사이의 직접적인 연관성은 확인되지 않았습니다. 적절한 수분 섭취는 모든 세포 체계에 필수적이며, 림프부종 조직의 노폐물 제거에도 도움이 되므로 수분섭취를 제한하지는 않습니다. 콩팥 질환이나 다른 주요 기저질환이 없는 림프부종 환자의 경우 하루에 약 2 L 정도의 충분한 수분 섭취가 권장됩니다.

반면, 너무 적은 양의 물을 마시거나, 이뇨제, 알코올, 카페인 또는 가당 음료 등을 섭취할 경우 탈수가 발생할 수 있습니다. 이는 간질(interstitium)(Q2 주석 1, 2 참고) 내의 단백질 농도를 높이고, 염증 및 섬유화를 증가시켜 림프부종을 악화시킬 수 있으므로, 이러한 약제 및 음료의 섭취는 주의해야 합니다.

림프부종에 대처하는 다양한 방법을 살펴본 최근 연구에서는 식이 조절법 중에서 수분 섭취 증가가 가장 널리 사용된 방법이었습니다. 수분섭취를 통해 약 절반(48.7%)의 환자가 중등도 이상의 도움을 받았다고 보고되었습니다. 따라서 림프부종 환자의 치료 및 관리에 있어 적절한 수분 섭취는 중요합니다.

내 손안의 든든한
림프부종 이야기 Q&A

증상/진단

증상

Q22 림프부종 발생 초기에 특별한 증상이 있나요?

림프부종은 발병 전부터 증상에 대한 교육과 세밀한 추적 관찰을 통해 조기 진단이 가능하며, 진행을 예방할 수 있으므로 환자와 의료진의 노력이 필요합니다.

초기 증상으로는 주로 감각의 변화가 나타납니다. 팔이나 다리가 끼이거나 꽉 찬 느낌, 옷을 입을 때에 환측 팔/다리가 건측에 비해 무겁거나 조이는 느낌, 액세서리나 장신구 착용 시 불편하거나 조이는 느낌, 화끈거리거나 쑤시는 등의 통증이 일시적으로 나타나기도 합니다. 상지의 경우 손이나 손목, 팔꿈치 관절 주변부에서, 하지의 경우 발가락이나 발목 관절 주변부의 부종이 나타나기도 하며, 이는 특히 하루 일과가 마무리될 때쯤 더 뚜렷해지는 양상을 보입니다.

초기 부종에서는 관절 가동 범위의 제한이 뚜렷하지 않으나, 부종이 점차 진행될 경우 통증과 함께 운동범위 제한이 동반되기도 합니다. 피부에 부드러운 압력을 가하면 움푹 들어간 부분이 남는 함요(pitting) 현상도 나타날 수 있습니다. 두경부 림프부종의 경우 안면부의 부종이나 무거운 느낌, 입이나 인후두 부위의 불편감이나 삼킴, 발성 시 불편감이 나타날 수 있습니다.

이러한 증상들은 초기에는 일시적이고 드물게 나타나지만, 방치할 경우 림프부종이 진행되면서 이러한 증상들의 빈도와 강도가 증가합니다. 또한, 일정 시기가 경과하면 육안상으로도 쉽게 관찰할 수 있게 되고 피부가 두꺼워지며 섬유화로 인해 딱딱해지는 불가역적인 피부변화가 나타날 수 있습니다.

Q23 가슴이나 복부에만 림프부종이 있을 수 있나요?

림프계는 피부로 덮인 신체의 모든 부분에 존재하므로 신체 어디에서나 림프부종이 발생할 수 있습니다. 따라서, 림프부종은 팔, 다리뿐만 아니라 얼굴, 목, 가슴, 유방, 등, 복부, 생식기 등 신체 어느 부위에서나 발생할 수 있습니다.

체간 림프부종(몸통 림프부종; truncal lymphedema)은 몸통의 하나 이상 부위에서 발생하는 림프부종을 의미합니다. 하지만 체간 림프부종에 특화된 연구나 역학 및 유병률 조사는 아직 매우 부족하며, 표준화된 평가 및 진단 도구의 부족으로 체간 림프부종의 진단에는 어려움이 있습니다.

유방암 환자에서는 유방보존술이나 방사선 치료 후 유방 자체의 림프부종이 문제가 되기도 하며, 유방암 치료 후 흉벽이나 등, 겨드랑이에도 림프부종이 발생할 수 있습니다. 부인과 암 치료 후에는 하지 림프부종뿐만 아니라 하복부나 생식기에도 림프부종이 발생할 수 있습니다.

팔이나 다리 이외의 신체 부위에 발생한 림프부종은 치료에 어려움을 겪는 경우가 많습니다. 이는 상하지 림프부종에 비해 환자 및 의료진의 관심이 적을 뿐만 아니라, 근육 조직의 양도 적고 효과적으로 압박을 가하기 어려운 형태를 가지고 있습니다. 이는 근육의 펌프 작용에 따른 림프 배출 기전을 활용하는 것이 보다 더 까다롭기 때문입니다.

Q24 함요부종이 무엇인가요?

함요부종이란 조직 내에 과도한 수분이 축적되어 부종이 발생하는 것을 말하며, 해당 부위의 피부를 10초 정도 손가락으로 세게 눌렀다 떼었을 때 움푹 들어간 흔적(indentation)이 남아있는 현상을 의미합니다. 이 흔적의 깊이는 부종의 정도를 반영합니다. 주로 간질환이나 신질환 악화에 의해 전신부종이 발생하는 경우에 흔히 관찰할 수 있습니다.

림프부종 환자의 경우 부종이 경미할 때 주로 함요부종이 나타나며, 부종이 진행되어 피하조직에서 섬유화가 진행되면 비함요부종이 나타납니다. 즉, 림프부종의 1기(초기 단계)에서는 주로 함요부종이 관찰될 수 있습니다. 그러나 림프부종 2기가 되면 피부 아래 조직에서 섬유화가 진행되어 피부가 단단해지기 때문에 2기 후반이 되면 함요부종이 없어지며 3기가 되면 관찰할 수 없게 됩니다.

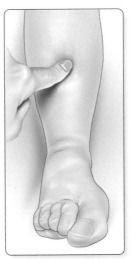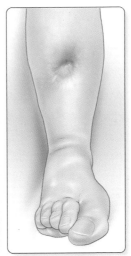

[함요부종에서 나타나는 흔적(indentation)]

Q25 수술한 부위 외 전신에 림프부종이 발생할 수 있나요?

림프계는 정맥계와 나란히 주행을 하며, 몸의 말초 부위(손이나 발끝)에서 림프모세관(lymphatic capillary vessels)으로부터 시작하여 신체의 중앙 부위로 흐릅니다. 혈관계가 심장이라는 중앙펌프를 이용하여 혈액을 '순환(circulation)'시키는 것과는 달리 림프계는 간질액(interstitial fluid)으로 유출된 물질 중 분자량이 큰 물질을 흡수하여 이동시킵니다. 이때 림프를 움직이게 하는 중앙 펌프가 없어 혈액을 되돌려주는 역할의 반원(semicircle)을 형성합니다. 따라서 림프의 흐름은 '수송(transport)'이라는 용어가 더 적합합니다.

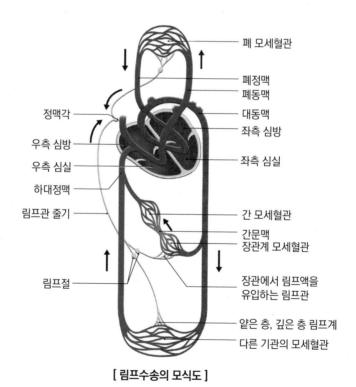

[림프수송의 모식도]

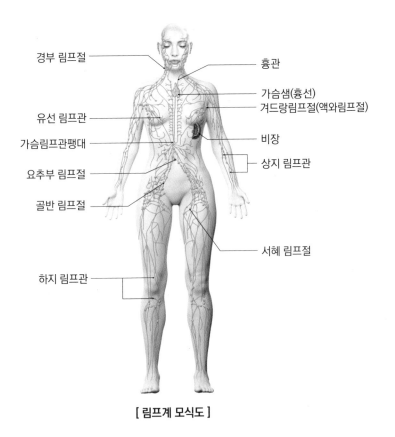

경부 림프절

흉관

가슴샘(흉선)

겨드랑림프절(액와림프절)

유선 림프관

가슴림프관팽대

비장

상지 림프관

요추부 림프절

골반 림프절

서혜 림프절

하지 림프관

[림프계 모식도]

　각 팔이나 다리에는 특정한 림프관 경로가 있으며, 체액은 이 경로를 통해 특정 림프절 군으로 이동한 후 중심 림프계로 이동합니다. 이러한 경로는 신체 부위에 따라 특정되어 있어 사지에서는 림프관이 거의 겹치지 않으나, 체간이나 복부, 두부에서는 일부 교차가 일어나기도 합니다.

　림프부종은 림프절이나 림프관 손상과 관련된 신체부위에 발생하게 됩니다. 이는 도로에서 발생한 중대한 교통사고와 '수송'의 측면에서 유사합니다. 예를 들어, 해당 도로뿐만 아니라 그 도로로 향하는 간선도로의 정체도 초래하여 장기화될 경우 사고 지점으로 향하는 도로 전체에 영향을 미칩니다. 이처럼 림프액의 정체도 손상된 부위의 림프절과 림프관으로 향하는 림프계를 따라 발생합니다. 하지만 한쪽 팔이나 다리에 발생한 림프부종은 일반적으로 반대쪽에 영향을 미치지는 않습니다. 즉 액와부나 서혜부, 경부에서 림프절이 제거되는 등 림프계에 명확히 알려진 손상이 있는 경우 해당 손상과 관련된 림프부종이 전신으로 확산되지는 않습니다.

하지만 주요 림프관들이 합쳐지며 다량의 림프액 흐름이 합쳐지는 곳에 손상이 발생할 경우, 보다 광범위한 신체부위에 영향을 줄 수 있습니다. 예를 들어, 양 하지로부터 올라오는 여러 큰 림프관이 합쳐지는 부위에 손상이 생기면 양 하지에서 림프부종이 발생할 수 있습니다. 그리고 드물지만 림프부종이 유전적인 상태와 관련이 있거나, 림프계의 다발 부위가 손상된 경우 신체의 다양한 부위에서 림프부종이 발생할 수 있습니다.

Q26 부종 측에 피부 색깔이 변하는 것은 무엇을 의미하나요?

팔다리 색깔의 변화는 대개 혈류의 변화 때문에 나타납니다. 따라서, 색깔의 변화를 통해 해당 부위의 상태를 유추해 볼 수 있습니다.

부종 부위가 주홍색이나 밝은 분홍색을 띠는 경우 피하조직의 감염, 즉 연조직염과 가장 관련이 깊습니다(Q70-75 참고). 특히, 표층의 감염으로 병변의 경계가 보다 명확한 경우 단독(erysipelas)이라 불리기도 하며, 이 때 피부의 열감과 통증이 동반됩니다.

심부정맥혈전증(Deep vein thrombosis)도 연조직염과 비슷하게 홍조나 부종, 통증 등의 증상이 나타납니다. 따라서 이에 대한 감별이 반드시 필요하며, 도플러 초음파나 컴퓨터단층촬영으로 진단할 수 있습니다.

부종 측 팔다리를 들어올렸을 때 정상적인 색을 띠고, 아래로 늘어뜨렸을 때 짙고 어두운 색을 띠는 경우, 이는 정맥 부전을 시사할 수 있습니다. 신체의 원위부(주로 무릎 아래 혹은 발)에서 정맥계가 효율적으로 혈액 순환을 하지 못하는 경우, 시간이 지나면서 파란색 혹은 보라색으로 변할 수 있습니다. 이를 치료하기 위해서는 정맥 울혈을 예방하고, 사지 혈류를 촉진하기 위해 붕대, 저탄력 스타킹 등의 압박 가먼트(garment) 착용이 필요할 수 있습니다.

사지가 창백해지거나 하얗게 변하는 것은 사지로 가는 혈류가 감소하는 경우로, 혈액을 운반하는 동맥에 문제(허혈성 동맥질환)가 있을 때 나타납니다. 이 경우 사지로 흐르는 혈류가 충분하지 않으므로, 장시간 기립 혹은 보행 시 통증이 유발될 수 있습니다.

한편, 림프부종 자체의 염증으로 인해 피부에 지속적인 분홍빛 홍조가 나타나는 것은 드문 일이 아니며, 감염이 없더라도 경미한 발적과 매우 경미한 열감이 동반된 반응성 염증 반응이 나타날 수 있습니다. 이 경우 조직의 감염은 없으므로 항생제 치료는 필요치 않으며, 림프부종의 적극적 관리를 통해 염증 반응을 감소시키면 피부의 발적도 호전될 수 있습니다.

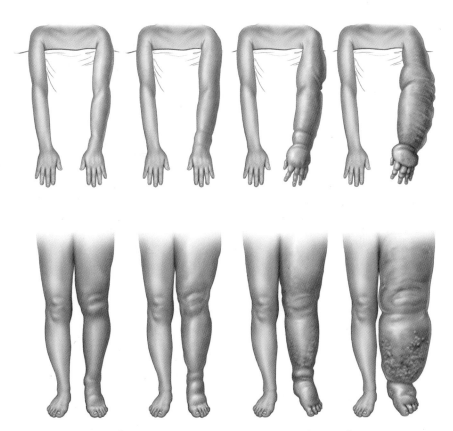

[림프부종 진행에 따른 상지 및 하지 피부변화 양상]

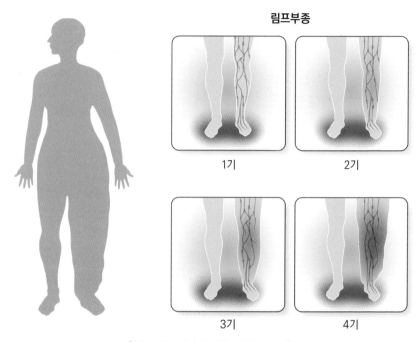

림프부종

1기 2기

3기 4기

[림프부종 병기에 따른 변화 모식도]

Q27 림프부종이 있으면 통증이 동반될 수 있나요?

일반적으로 림프부종 그 자체로 조직 내 통각수용체를 악화시키거나 통증을 유발하는 것은 아니라고 알려져 있습니다. 하지만, 음낭이나 유방과 같이 통증에 민감한 조직을 포함한 신체 부위의 경우 림프부종에 의해 극심한 통증이 나타나기도 합니다.

환측 상지나 하지 또는 체간에서 통증과 부종이 동시에 발생하는 것을 림프성 통증(lymphatic pain)이라고 정의합니다. 유방암 환자의 림프성 통증에 대한 최근 연구에서는 생존자의 약 33.1%가 림프성 통증을 경험했다고 보고되었습니다. 이는 연령이 젊을수록, 체질량지수가 높을수록, 경제적으로 취약할수록 그 비중이 높아졌으며, 림프부종의 진단 여부 또한 림프성 통증의 주요 예측 인자로 보고되었습니다.

림프부종 환자의 통증은 다른 의학적 상태와 합병된 결과일 수 있습니다. 만성 진행성 림프부종의 경우 해당 상지/하지가 너무 크고 무거워져 과도한 사용 혹은 퇴행성 변화로 인한 관절 통증이 발생할 수 있고, 이는 비교적 흔한 증세로 알려져 있습니다. 또한 사지의 비대로 인해 보행 양상이나 자세의 변화, 정렬 상태의 악화 등으로 인한 통증이 유발되기도 합니다.

한편 림프부종 환자의 통증은 보다 긴급한 문제에 의해 발생하기도 합니다. 조직의 감염이나 혈전 또한 통증을 유발할 수 있습니다. 또한 림프부종이 있는 부위에 종양이 발생할 경우 신경을 압박하거나 혈류를 차단하여 심각한 통증을 일으키기도 합니다. 따라서 림프부종이 있는 사지에 새로운 양상의 통증이 발생할 경우 즉시 의료진에게 알리고 적절한 평가를 받아 이 통증이 주요한 의학적 상태 변화에 따른 것은 아닌지 확인해야 합니다.

Q28 림프부종 측에 발생하는 통증의 원인이 림프부종에 의한 것인지 항암치료 부작용인지 구분할 수 있나요?

림프 정체로 인한 통증이 있을 수 있으며, 이러한 경우 림프 흐름의 영향을 받기 때문에 활동 정도에 따라 통증의 정도가 다르게 나타나며, 통증은 림프부종이 있는 부위에 국한되는 경우가 대부분입니다. 암 치료 부위 또는 치료 원위 부위가 간헐적으로 묵직하거나 압박감이 동반된 경우 림프부종 질병 특유의 증상으로 의심해 볼 수 있습니다.

반면, 항암치료에 의한 신경통은 활동의 변화와 관계없이 증상을 호소하는 경우가 많으며, 상지보다는 하지에서, 근위부보다는 원위부에서 증상이 심한 경우가 많습니다.

Q29 림프부종이 생긴 후 피부가 점점 딱딱해지는 이유는 무엇인가요?

림프부종은 적절히 치료하지 않으면 쉽게 악화될 수 있습니다. 초기 림프부종은 치료에 대한 반응이 양호하지만, 만성화된 림프부종에서는 단백질이 조직에 점차 축적되어 더욱 심한 부종으로 진행될 수 있습니다. 림프부종이 발생한 부위에는 단백질이 풍부한 간질액이 염증을 일으키고 섬유모세포(fibroblast), 지방세포(adipocytes), 각질세포(keratinocytes)의 축적을 유발하여 보다 단단하고, 두꺼워진 섬유화된 조직으로 변형됩니다.

이러한 섬유화는 진피에 국한되지 않으며, 지방조직을 포함한 피하조직에서도 발생합니다. 이는 림프부종 조직을 더욱 단단하게 하여 눌러도 피부가 들어가지 않는 비함요부종(non-pitting edema)을 유발하게 됩니다.

림프부종 진행의 후기 단계에서는 과다각화증(hyperkeratosis)과 같은 현상이 나타납니다. 그 결과로 피부가 단단해져 오렌지 껍질(peau d' orange)이나 가죽과 같은 질감을 갖게 되며 연조직염이나 피부궤양 등이 잘 생길 수 있습니다.

| 피부 진피층 조직 | 피부 변화 단계 | 예시 |

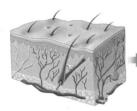

경미한 피부 변화

가역적임.

고 단백질 부종. 단단해진 피부 부위가 관찰될 수 있으나, 압력을 가했을 때 피부에 쉽게 자국이 남음. 다리를 올리는 것이 도움이 될 수 있고, 일반적으로 아침에 부종이 더 적음.

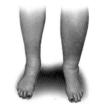

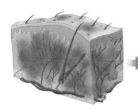

중등도 피부 변화

자연적으로는 비가역적임.
(적극적 개입이 있어야
가역적 변화를 보일 수 있음)

조직이 현저히 단단해짐. 환자는 건조한 피부, 변색 및 탈모를 경험할 수 있음. 다리를 올리는 것이 더 이상 큰 도움이 되지 않음.

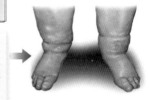

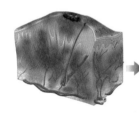

심한 피부 변화

코끼리피부병.

조직 경화와 지방 조직의 형성은 중등도 피부 변화와 유사하지만, 더 광범위해지고 중증도가 증가하며 추가적인 피부 변화가 발생함. 상처와 감염은 모든 단계에서 발생할 수 있지만, 이 단계에서 훨씬 더 흔하게 나타남.

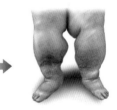

[림프부종 병기에 따른 피부 진피층의 조직학적 변화 및 임상표현양상]

Q30 림프부종의 피부 변화를 자세히 알고 싶어요.

① 증식증 (hyperplasia)	전체 세포 수의 증가에 따른 조직의 비대.
② 유두종증 (papillomatosis)	장기간 지속된 림프부종으로 발생 가능한 사마귀 모양의 딱딱한 돌기/돌출(유두종)이 다수 존재하는 상태.
③ 과다각화증 (hyperkeratosis)	매우 두꺼운 굳은살처럼 피부가 과도하게 자라서 쉽게 벗겨지는 현상.
④ 림프유출 (lymphorrhea)	피부가 파괴되고, 외부로 맑은 림프액이 누출되는 상태. '림프루'라고도 함.
⑤ 과다색소침착 (hyperpigmentation)	초기의 노랑분홍(salmon pink)색에서 점차 피부가 변색하여 갈색, 보라색, 또는 녹슨 색 등으로 어두워지는 현상.
⑥ 코끼리피부병 (elephantiasis)	사지 말단의 점진적이고 극심한 비대와 만성 섬유증.

Q31 수년째 변화 없던 림프부종이 갑자기 악화될 수 있나요?

림프부종이 잘 조절되고 부종의 부피와 성질에 큰 변화가 없다가 갑자기 악화된다면 이는 림프와 혈액의 흐름을 막는 환경이 새롭게 발생했다는 것을 의미할 수 있습니다. 이러한 경우 의료진과 반드시 상담해야 합니다.

가장 흔한 경우는 통증과 발적, 열감을 동반한 봉와직염이나 림프관염입니다. 이러한 감염은 급작스럽게 악화될 수 있으므로 적절한 항생제 치료를 위해 병원에 내원하는 것이 필요합니다.

두 번째로는 심부정맥혈전증이 원인일 수 있습니다. 이는 정맥 내부에 혈전이 발생하여 정맥의 흐름을 막아 부종을 유발할 수 있습니다. 혈관 컴퓨터단층촬영이나 도플러초음파를 이용하여 혈전이 확인되면 항응고제 치료가 필요합니다.

마지막으로 암의 재발이나 전이가 원인일 수 있습니다. 림프관이나 림프절 내, 또는 근처에 암이 재발하거나 전이가 생겼을 때 림프관 순환을 막아 급작스러운 부종 악화가 발생할 수 있습니다. 예를 들어 유방암 수술 후 발생한 림프부종이 잘 유지되다가 갑자기 악화되었다면 겨드랑이 림프절에 재발했거나 쇄골하림프절에 전이가 발생했을 가능성이 있습니다. 만약에 반대쪽 겨드랑이 림프절에 전이가 생긴 경우 부종이 없던 반대쪽에도 상지부종이 생길 수도 있습니다. 따라서 이전과 다른 급격한 부종의 악화가 있다면 암의 재발이나 전이 소견을 확인하기 위해 의료진과 상담하는 것이 좋습니다.

Q32 회음부 부종이 불임의 원인이 될 수 있나요?

부인암 수술과 같이 암 치료 이후 생식력과 관련된 난소, 자궁 절제술을 시행하는 것이 불임의 직접적인 원인으로 작용하게 됩니다. 임신능력 보존 수술을 시행 받은 부인암 환자에서 수술 시 전신 림프절제술을 시행할 경우 난소의 림프 배출에 영향을 미치는데, 이로 인해 생식력 보존에 영향을 줄 수 있다는 의견이 있기도 합니다. 하지만 또 다른 연구에서는 임신능력 보존 수술을 시행 받은 초기 난소암 환자에서 림프절 절제술로 인해 가임 능력이 영향을 받지 않았다는 상반된 보고가 있어, 림프절 절제술로 인한 난소의 림프 배출 저하가 임신 능력에 미치는 영향에 대해서는 추가적인 임상 연구가 필요합니다.

진단

Q33 림프부종 진단은 어떻게 하나요?

림프부종은 크게 임상적 진단과 영상진단 방법을 이용하여 진단합니다. 임상적 진단은 환자가 느끼는 주관적인 자각증상, 의사가 시행하는 병력 청취와 신체검진 등을 바탕으로 이루어집니다. 환자의 자각증상은 팔다리가 이전보다 두꺼워졌다/옷이 꽉 낀다/누르면 들어간다/피부가 딱딱해졌다/무거워졌다/느낌이 둔하다/누르면 아프다/가만히 있어도 아프다 등으로 다양하게 나타날 수 있습니다. 초기에는 이러한 자각증상이 있어도 항암치료에 의한 신경통이나 치료 과정에서 생긴 전신부종에 의한 증상과 유사하여 림프부종으로 자각하기 어려울 수 있으므로 의료진과 상의하여 진찰 및 객관적 검사 등을 빠르게 받는 것이 중요합니다.

의료진이 시행하는 임상평가에는 병력청취와 신체검진이 있습니다. 림프부종이 발생하기 쉬운 암 수술이나 림프절 수술, 방사선 치료 시행 여부 등을 확인하고, 흔하게 림프부종으로 오인될 수 있는 지방부종이나 정맥질환, 갑상선기능저하 등의 다른 질환들을 배제해야 합니다. 또한 함요부종·감염이나 염증·피부색 변화·섬유화 여부 및 피부의 오렌지껍질 같은 변화 소견 등을 확인하게 됩니다.

부종의 정도는 부종 부위의 둘레를 측정하거나 부피를 측정하는 방법으로 측정할 수 있습니다. 이는 집에서도 쉽게 알 수 있는데, 부종 부위의 둘레를 줄자로 재어 정상 측과 비교하여 2 cm 이상 차이가 있는 경우 부종이 있는 것으로 판단할 수 있습니다.

부피를 측정하는 방법에는 물을 이용해 부종 부위를 물통에 넣고 수면이 올라가는 것을 이용하는 방법, 둘레를 측정하여 정해진 공식을 이용해 부피를 예측하는 방법, 적외선이나 레이저 장비를 이용하여 부피를 측정하는 방법, 다주파수 생체교류저항 분석 장비를 이용하여 부종을 측정하는 방법 등이 있습니다.

영상진단방법은 림프신티그라피, 인도시아닌 림프조영술, 초음파, 전산화 단층촬영(computed tomography, CT), 자기공명영상(magnetic resonance imaging, MRI), 전신혈액풀스캔, FDG 양전자방출단층촬영(positron emission tomography, PET) 등이 사용될 수 있습니다.

림프신티그라피는 부종이 있는 손끝이나 발끝부위에 미량의 방사성 약품을 피하주사하여 약물이 림프관을 따라 이동하는 것을 촬영하는 방법입니다. 이는 손끝에서 겨드랑이 림프절까지, 발끝에서 서혜부 림프절까지 시간에 따른 림프액의 이동을 보여주게 됩니다. 이 검사는 림프절 상태와 림프액이 림프관을 통해 이동하는 것을 보여줄 수 있어 림프부종의 진단 및 평가에 가장 많이 사용되는 방법입니다. 검사상에서 림프절 또는 림프관에서의 약물 섭취가 감소하여 방사성 약물이 잘 관찰되지 않거나, 정상적으로는 보이지 않아야 할 피부 역류 소견 등이 나타나게 되면 림프부종을 진단할 수 있습니다. 또한 정상적인 림프 흐름인지, 림프 흐름이 감소하였는지, 폐색으로 흐름이 막혔는지, 오히려 림프흐름이 증가하였는지 등의 여러 정보를 얻을 수 있습니다. 림프부종 치료 후 효과 판정이나 림프정맥문합술과 같은 수술적 치료의 추적관찰에도 용이하게 사용됩니다.

인도시아닌 림프 조영술은 인도시아닌이라는 형광 물질을 주입하여 근적외선 카메라를 통해 얕은 림프관의 흐름을 실시간으로 관찰할 수 있는 검사입니다. 이는 방사선 노출이 없어 장기간 검사가 가능하다는 장점

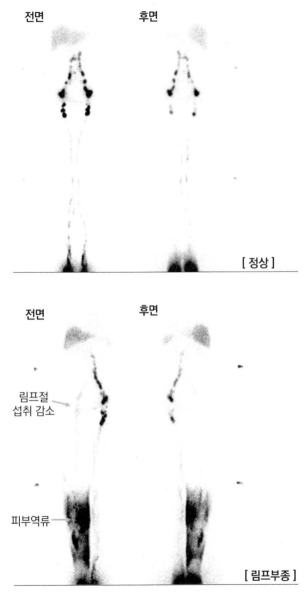

전면　　　　　후면

[정상]

전면　　　　　후면

림프절
섭취 감소

피부역류

[림프부종]

[정상 및 림프부종 환자에서 관찰되는 림프신그라피 소견의 비교]

으로 림프부종의 진단뿐 아니라 치료 시 모니터링에도 사용하기 용이한 검사로 최근 국내에서도 각광받고 있습니다.

초음파는 가격이 저렴하고 비침습적인 방법으로 피부 및 피하지방층의 두께 변화 측정, 피하층의 초음파 에코 음영의 변화 등을 통해 림프부종 진단에 도움이 되고 치료 반응을 보는데 유용합니다. 또한 다른 질환에 의한 부종을 감별하는 데에도 유용하게 사용될 수 있습니다. 도플러 초음파는 심부정맥혈전이나 기타 정맥질환을 배제할 때 유용합니다. 초음파는 검사 시 통증이 없다는 장점이 있습니다.

컴퓨터단층촬영(computed tomography, CT)은 민감도와 특이도가 높아 림프부종의 진단에 좋은 검사 방법입니다. 하지만 방사선 노출량이 높고 림프계의 기능적인 정보를 주지 못하기 때문에 림프신티그라피를 할 수 없는 경우나 부종 원인을 알아볼 때 도움이 될 수 있고 림프부종 악화 시 암의 재발이나 진행이 있는지 확인하는데 유용합니다.

자기공명영상(magnetic resonance imaging, MRI)은 컴퓨터단층촬영과 비슷하게 부종 및 부종 악화의 원인을 알아보는데 도움이 됩니다. 또한, 자기공명 림프영상검사(magnetic resonance lymphangiography)는 림프관을 잘 보여주기 때문에 미세수술 계획수립에 도움이 됩니다.

Q34 림프부종을 자가 진단할 수 있는 방법은 무엇인가요?

림프부종은 대부분 특정한 병력(림프절 제거술, 항암방사선요법 등)이나 가족력을 지닌 사람에서 발생하므로, 자가 진단을 위해서는 림프부종의 위험인자(Q10 참고)를 알고 있어야 합니다. 만약 특별한 이유 없이 부종이 발생한다면, 다른 원인(간, 콩팥, 심장, 내분비질환, 약물 등)에 의한 부종은 아닌지를 확인해야 합니다.

림프부종의 자가 진단을 위해서는 초기 증상(Q22 참고)에 대한 이해 및 확인이 필요하며 이를 바탕으로 간단한 자가 테스트를 시행해 볼 수 있습니다.

먼저, 부종이 있는 피부에 압력을 가할 때 해당 부위가 움푹 들어가는 함요(pitting) 현상은 림프부종이 만성화된 시기에 이르면 소실될 수 있습니다. 스템머(Stemmer) 징후는 검사자가 엄지나 집게 손가락으로 환자의 손등이나 발의 두 번째 혹은 세 번째 첫마디뼈 등쪽 피부를 집어 올릴 수 없는 경우를 양성이라고 하며, 이는 림프부종을 시사하는 소견입니다.

이처럼 림프부종 진단이 간단해보여도, 정확한 진단과 추가적인 의학적 문제 여부를 확인하기 위해서는 담당 의료진과 상의하는 것이 중요합니다.

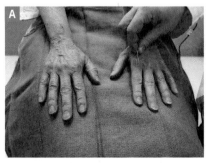 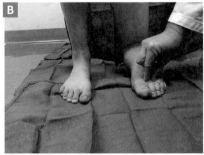

(A) 스템머 징후 음성: 검사자가 환자의 손등 피부를 집을 수 있음, 림프부종 없음.
(B) 스템머 징후 양성: 검사자가 림프부종 환자의 발등 피부를 집을 수 없음. 림프부종 의심 소견

[스템머 징후]

Q35 림프신티그라피는 꼭 해야하나요? (검사 시 통증이 걱정돼요.)

림프신티그라피는 림프계의 상세한 영상을 제공하여 림프관의 막힘 또는 이상이 있는지 이해하는 데 도움을 주는 검사입니다. 특히 림프부종과 다른 원인에 의한 부종과의 감별진단 및 림프부종의 중증도 평가, 치료 전후 림프계의 기능 평가 시 유용합니다. 림프신티그라피는 피하 조직에 방사성 추적자를 주입하는 과정이 포함되어 있어 일반적인 주사보다는 다소 불편할 수 있습니다. 그러나 통증의 정도는 사람마다 차이가 있으며, 의료진은 통증을 최소화하기 위해 냉찜질, 국소 마취제 투여 등 방법을 사용할 수 있습니다. 림프신티그라피 시행은 의사와 상의하여 통증에 대한 우려와 검사의 필요성을 함께 고려해 결정하는 것이 중요합니다.

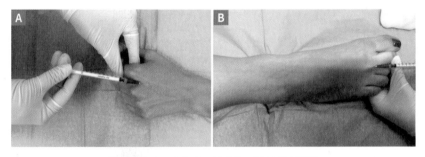

[림프신티그라피 시 조영제의 피하 주입 과정]

Q36 림프신티그라피 검사 시 주입하는 약물은 안전한가요? 임신 가능성이 있을 때 시행해도 되나요?

림프신티그라피에 사용되는 방사성 추적자는 대부분의 사람들에게 안전하며, 매우 낮은 용량으로 투여되므로 방사능이 빨리 사라지고, 대개 하루 이내에 체외로 배출됩니다. 그러나 임신 중이거나 임신 가능성이 있는 경우에는 주의가 필요합니다. 유방암 환자를 대상으로 한 연구에서 림프신티그라피는 태아에게 매우 낮은 위험을 나타내는 것으로 보이지만 임신 중에는 태아를 보호하기 위해 방사선을 사용하는 검사는 피하는 것이 일반적입니다. 필수적인 경우에는 방사성 추적자를 사용하지 않는 다른 검사 방법을 고려하는 등 자신의 임신 상태나 계획에 대해 의료진과 상의하여 가장 안전하고 적절한 진단 방법을 결정하는 것이 중요합니다.

Q37 두경부암 치료 후 림프부종을 진단하기 위한 영상 검사가 있나요?

일반적으로 환자의 병력과 신체 검사만으로도 두경부 림프부종의 임상 진단이 충분하지만, 진단이 명확하지 않거나 림프부종 관리의 치료 효과를 정확하게 평가해야 하는 경우에는 영상 검사 방법을 통해 중요한 정보를 얻을 수 있습니다.

두경부암 치료 후 림프부종을 진단하는 데에는 여러 영상 검사 방법이 사용됩니다. MRI와 CT 스캔은 림프부종을 나타내는 조직 변화와 체액 축적 정도를 상세히 보여줄 수 있고, 고해상도 초음파는 피부와 그 아래 조직을 보여주는 가장 비침습적인 방법입니다. 이러한 영상 검사들은 환자의 개별적인 상황과 임상 맥락, 그리고 사용 가능한 의료 자원을 고려하여 주치의와의 상담을 통해 시행될 수 있습니다.

Q38 근적외선 형광 인도시아닌 림프조영술은 무엇인가요?

다양한 림프부종의 영상 진단법 중 근적외선 형광 인도시아닌 림프조영술은 초기의 림프 수송 능력을 평가할 수 있는 검사이며, 2024년 8월 부터 보험 급여 수가로 승인되어 림프부종의 진단적 목적으로 국내에서도 시행이 가능한 검사입니다. 검사에 사용되는 인도시아닌 시약의 가장 큰 장점은 방사선 노출이 없으므로 검사 시 시간, 장소의 제한이 없다는 것입니다. 림프부종 환자에게 근적외선 형광 인도시아닌 림프조영술을 시행하면 피부 역류의 부위와 패턴 그리고 림프 배출 경로가 모두 상이한 것을 확인할 수 있는데, 이러한 개별적 림프 지도 만들기(personalized lymphatic mapping)는 진단적으로 매주 유용한 정보 제공뿐 아니라 치료적 측면에서도 중요한 가이드 역할을 해줄 수 있는 유용한 검사가 될 수 있겠습니다.

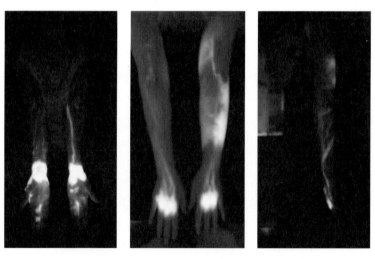

[림프부종 환자에서 나타나는 림프관 확장, 피부 역류 양상]

내 손안의 든든한
림프부종 이야기 Q&A

치료

치료

Q39 림프부종을 치료하지 않으면 어떻게 되나요?

림프부종은 치료하지 않으면 부종이 악화될 가능성이 높으며 이로 인해 감염 등의 이차적 합병증이 발생할 수도 있습니다. 림프부종 초기(1기)에는 부종 부위를 올리고 있거나 최소한의 치료만 해도 회복되는 경우가 많습니다. 하지만 치료가 적절히 이루어지지 않으면 림프관의 정체 또는 폐쇄로 인해 림프액 내의 단백질이 부종이 있는 피부 및 조직으로 새어나가 쌓이고 다시 흡수되지 않아 부종이 악화되며 피부와 조직이 단단해지는 섬유화 과정을 겪게 됩니다. 이러한 과정은 림프부종 2기에서 주로 나타나며 적극적인 치료를 해도 림프부종 1기처럼 잘 회복되지 않을 수 있습니다. 지속적인 피하조직의 섬유화와 상처로 인해 건강한 혈관까지 손상을 입으면 부종이 더욱 악화될 수 있습니다. 제대로 치료가 되지 않으면 시간이 지나면서 섬유화가 더 심해지고 피부와 피하조직이 단단해지며 점차 크기가 증가하는 3기 림프부종으로 진행됩니다. 심한 경우에는 코끼리피부병(elephantiasis)과 같은 심각한 상태로 진행되는 경우도 있습니다.

림프부종의 악화 외에도 림프부종이 제대로 치료되지 않는 경우 봉와직염*, 림프관염과 같은 반복적인 감염이 발생할 수 있습니다. 림프액은 단백질이 풍부한 액체이기 때문에 림프관에서 빠져나와 피하조직 내에 정체되어 머물러 있게 되면 세균이 살기 좋은 환경을 만들게 됩니다. 이

---

* 봉와직염: 진피와 피하 조직에 나타나는 세균감염으로 인한 홍반, 열감, 부종

46   내 손안의 든든한 림프부종 이야기

로 인해 부종 부위의 반복적인 감염이 발생할 위험이 있습니다. 때때로 부종 치료를 위한 붕대요법이나 스타킹 착용 후에도 금방 다시 붓는다는 이유로 림프부종 관리를 소홀히 하는 경우가 있습니다. 그러나 림프액은 혈액과 마찬가지로 지속적으로 순환해야 하며 그렇지 못하고 정체되어 있으면 감염의 원인이 될 수 있습니다. 그러므로 붓는 증상이 반복되고 호전이 없는 것처럼 보이더라도 일정 부분 고여있던 림프액이 재순환되도록 하는 것이 감염위험을 줄이는 데에 도움이 됩니다.

마지막으로 치료가 잘 되지 않고 장기간 지속된 림프부종에서 아주 드물게 발생하는 합병증 중 림프관육종(Stewart-Treves 증후군)(Q7 참고)이 있습니다. 이는 매우 치명적이며, 예후가 좋지 않기에 조심해야 합니다.

Q40 복합부종감소치료는 무엇인가요?

림프부종 증상 호전을 위해 오랜기간 다양한 치료 방법들이 시도되어 왔으며, 1800년대에 림프마사지의 개념이 처음 도입되었습니다. 이후 1981년 다양한 치료법들이 조합된 복합부종감소치료의 개념이 정립되었습니다. 국내에서는 1990년대부터 시행되었고, 복합림프물리치료라고도 합니다.

복합부종감소치료(복합림프물리치료)는 도수림프배출법, 압박 치료, 부종감소 운동, 피부 관리로 구성되어 있습니다. 복합부종감소치료는 두 단계로 나뉘는데, 1기는 부피를 줄이는 집중 치료 시기로 환자에게 도수림프배출법과 압박붕대법 및 부종감소 운동을 실시하며, 림프부종의 감소 효과가 더 이상 나타나지 않을 때까지 진행합니다. 집중치료는 보통 상지 2-3주, 하지 2-5주 정도 소요되며, 치료가 잘 되지 않는 경우 6-8주까지 시행합니다. 이때 전문 물리치료사의 도수림프배출법 치료를 1일

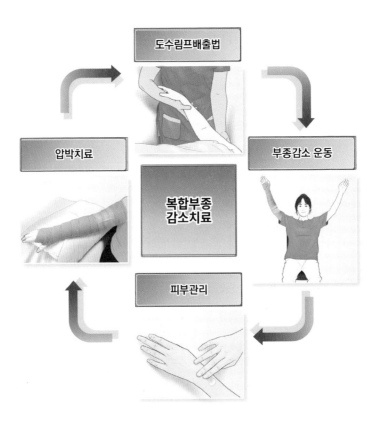

1회 30~60분 정도 병행하여 시행하고, 부종감소, 운동 역시 하루에
10~15분씩 2회 시행하며 그 외의 시간에는 압박붕대를 착용합니다. 압박
붕대는 림프부종용 저탄력 붕대로, 낮에 활동하거나 밤에 수면 시에도
착용하며, 오랜 시간 유지하면서 피부에 발진이나 상처 등의 문제가 발생
하지 않는지 면밀히 확인하도록 합니다.

복합부종감소치료 2기는 부피를 줄인 후 유지기로서 낮 동안에는 압
박스타킹을 착용하고 밤에는 저탄력 붕대를 감으며, 부종감소 운동과 자

가 피부 관리를 함께 시행합니다. 림프부종의 진행 정도에 따라 시행되는 복합부종감소치료의 구성 및 시간은 다음의 표와 같습니다.

단계	증상	제1기 집중 치료	제2기 유지기 초기	제2기 유지기 후기
1기	• 부종 있으나 거상시 부종 감소	• 도수림프배출법: 1회/일 • 압박 치료 • 부종감소 운동 • 기간: 14-21일	• 도수림프배출법: 주기적으로 • 압박제품: 상황에 따라 조정하여 사용	
2기	• 부종 있고 거상 시 감소하지 않음 • 피부 변화 있음	• 도수림프배출법: 2회/일 • 압박 치료 • 부종감소 운동 • 기간: 21-28일	• 도수림프배출법: 1-2회/주, 2-5년 • 압박붕대 및 압박 제품: 계속 사용 • 부종감소 운동 • 주기적인 제1기 치료 반복	• 도수림프배출법: 1회/주 • 압박 제품: 계속 사용 • 부종감소 운동
3기	• 부종과 동반된 피부 경화	• 도수림프배출법: 2-3회/일 • 압박 치료 • 부종감소 운동 • 기간: 28-35일	• 도수림프배출법: 2-3/주, 5-10년 • 압박붕대 및 압박 제품: 계속 사용 • 부종감소 운동 • 주기적인 제1기 치료 반복 • 부종감소 운동 • 기간:21-28일	• 도수림프배출법: 1-2회/주 • 압박 제품: 계속 사용 • 부종감소 운동

Q41 림프부종은 완치될 수 있나요?

림프부종은 최근까지 완치할 수 있는 질환보다는 증상을 완화하고 악화되는 것을 예방하는 개념으로 접근해 왔습니다. 특히 림프절 절제술 시행 후 림프부종이 발생한 팔과 다리에서 질병이 진행되어 림프관의 조직학적 형태가 비가역적으로 변해가는 것을 확인할 수 있었습니다. 즉, 림프부종이 악화될수록 림프관은 점차 섬유화되고 내경도 점차적으로 좁아지면서 본래의 기능을 잃어가므로, 예방과 조기진단의 중요성이 더 강조되고 있습니다.

그러나 최근 들어 림프부종에 대한 수술적 치료가 활성화되면서 림프부종 진단을 받았던 환자들 중 수술적 치료 후 가먼트 등의 압박 치료로부터 자유로워진 환자들이 생겨나기 시작했습니다. 이를 통해 최근에는 림프부종의 완치에 대한 기대감이 상승하고 있는 추세입니다. 물론 이러한 수술적 치료도 이미 비가역적으로 림프관의 조직학적인 상태가 변화한 것까지 회복시킬 수는 없으므로, 림프부종의 증상이 발생하는 경우, 되도록이면 치료가 가역적인 초기에 병원에 내원하시는 것을 권고합니다.

Q42 림프부종 압박이나 자가운동은 언제까지 해야 되나요, 평생 해야 되나요?

자가운동은 압박요법과 병행할 때 림프부종 감소에 더욱 효과적입니다. 최근 점진적으로 강도를 늘리는 저항 운동이 림프부종에 악영향을 주지 않으며 신체기능 향상, 인지, 심리에 긍정적인 효과가 있다는 보고가 점점 늘고 있습니다. 또한, 유산소 운동과 근력운동을 병행한 경우 유방암 재발 감소 효과도 보고되고 있어 장기적인 운동 습관을 가지는 것이 좋습니다.

미국 임상종양치료지침에 따르면 림프부종 환자는 진단 초기부터 운동을 시작하도록 하며, 부종이 있는 부위에 급성 손상이나 감염이 동반된 경우에는 운동을 피하도록 권고합니다. 운동은 꾸준하게 하는 것이 바람직하지만, 증상의 변화를 주기적으로 평가해야 하며 부종이 악화된 상황에서는 전문가와의 상의 하에 운동을 조절하도록 합니다.

Q43 부종에 도움이 되는 호흡법이 있나요?

깊은 심호흡은 복강 내 압력을 변화시켜 흉곽 내를 진공 상태로 만들어 림프액의 배출을 돕는 역할을 합니다. 또한, 운동 전후에 복식호흡으로 이완을 유도하는 것도 도움이 됩니다.

복식호흡은 호흡할 때 가능하면 가슴이 움직이지 않고, 배가 움직이도록 하는 것입니다. 한 손은 배 위에, 한 손은 가슴 위에 올려놓고, 숨을 들이마실 때 배를 불룩하게 하며, 숨을 내쉴 때는 배를 납작하게 합니다. 들이마실 때는 천천히 5까지 세면서 코로 들이마시고, 내쉴 때는 천천히 10까지 세면서 입으로 내쉽니다. 이를 5-10회 반복합니다.

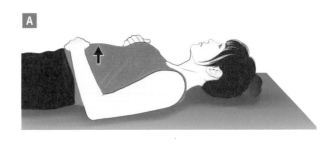

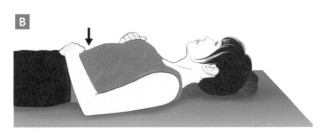

[깊은 심호흡하기]

Q44 붕대압박의 적절한 압력은 어느 정도인가요?

림프부종에서 붕대 압박은 상지의 경우 20-30 mmHg, 하지의 경우 40-50 mmHg를 표준 압력으로 권고하고 있습니다. 너무 높은 압력을 적용할 경우 오히려 림프 배출에 장애가 생겨 부종이 악화될 수 있으며 원위부보다 근위부의 압력이 높을 경우에는 원위부의 부종이 악화될 수 있다는 점을 기억해야 합니다.

압박스타킹 착용이 어려워 너무 낮은 압력의 스타킹을 사용하게 되면 효과적인 부종 완화를 기대할 수 없습니다. 따라서 적절한 압력의 스타킹을 처방받고, 스타킹이 늘어났을 경우 주기적인 교체가 필요합니다.

Q45 압박치료에 대해 자세히 알고 싶어요.

압박치료는 부종 감소를 위해 가장 중요한 치료법으로, 다른 치료로 대체할 수 없으며 림프부종을 진단받은 환자라면 매일 반복하여 시행해야 하는 치료입니다. 압박 치료는 부종을 감소시키고, 움직이는 동안의 림프의 흐름을 촉진시키며, 림프액이 부종이 있는 곳으로 역류하는 것을 막아 섬유화된 조직을 부드럽게 하는 효과도 있습니다.

림프부종에서는 다층 저탄력 압박붕대법, 압박스타킹이 주로 사용됩니다. 반면, 시중에서 쉽게 구입할 수 있는 탄력 붕대나 스타킹은 림프부종 치료용 제품과 압박력이 다르기 때문에 처방받은 압박붕대와 압박스타킹을 사용해야 합니다.

압박붕대는 복합부종감소치료 1기(집중 치료시기)에서 가장 중요한 치료 도구이므로 매일 착용하고 2기 유지기에는 감소된 부종의 상태 유지를 위해 압박붕대와 압박스타킹을 병행하여 착용할 수 있습니다. 압박붕대는 잘못 사용하는 경우 부종을 더 악화시킬 수 있으므로 반복적으로 전문가의 교육을 받을 필요가 있으며, 국소적으로 과도한 압력이 가해지지 않도록 여러겹으로 감는 것이 효과적입니다. 말단부일수록 상대적으로 강하고 두껍게 감아 압력 차이를 이용해 근위부인 림프절 방향으로 림프가 이동할 수 있도록 합니다. 최근에는 유지기에 사용하는 착탈형, 벨크로를 사용한 제품들도 출시되고 있습니다.

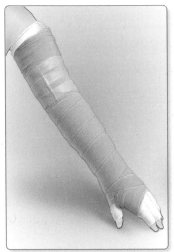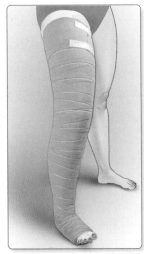

[림프부종의 압박붕대요법]

압박스타킹의 경우 다양한 길이와 형태가 있으며, 림프부종 상태에 가장 적합한 제품을 선택하는 과정이 필요합니다. 또한 압력을 적절하게 선택하는 것이 가장 중요하므로, 담당의사와 상의하여 적절한 타입의 의료용 압박스타킹을 처방받고, 적절한 시기에 교체를 해주는 것이 중요합니다.

Q46 압박스타킹을 쉽고 바르게 착용하는 방법은 무엇인가요?

적절한 크기 및 형태의 압박스타킹을 착용하여야 부종을 효과적으로 관리할 수 있으며, 잘 맞지 않는 스타킹은 오히려 부종을 악화시킬 수 있습니다. 림프부종용 압박스타킹은 운동 시 커지는 활동압력으로 근육 펌프 작용을 도와주는 저탄력 제품이 주로 사용됩니다.

압박스타킹은 전체 팔, 다리를 감싸도록 당겨 올려야 하며, 너무 쉽게 신겨지거나 벗겨지는 경우 기능을 하지 못하므로, 전체를 조여주는 느낌이 있어야 합니다. 압박스타킹은 매일 착용했을 때 약 6개월이 지나면 내구성이 떨어지므로, 2-3개의 스타킹을 번갈아 착용하고 주기적인 교체가 필요합니다. 압박스타킹은 낮 동안에는 지속적으로 착용하지만 근육과 관절의 움직임이 없는 밤(수면 시)에는 착용하지 않습니다.

착용 전 피부에 보습 크림을 충분히 바르고, 건측에 고무장갑을 착용한 하여 스타킹을 착용하시는 방법이 있습니다. 스타킹을 뒤집은 상태에서 손목 또는 발목까지 착용한 뒤 무릎 또는 팔꿈치까지 잡아당긴 후 다시 상지 또는 하지 전체를 감싸도록 잡아당기는 순서로 착용하면 착용이 용이합니다. 탈의 시에는 이 순서를 반대로 진행합니다. 또한 각종 도구들을 이용하여 압박스타킹을 보다 더 편하게 착용하는 방법도 있습니다.

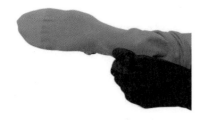

① 팔을 스타킹 안쪽으로 넣어주세요.

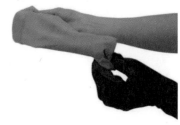

② 발과 뒤꿈치 부분을 제외하고 뒤집으세요.

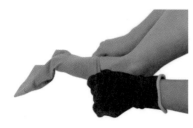

③ 발을 안으로 넣어주세요.

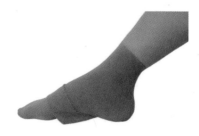

④ 뒤꿈치가 완전히 밀착되도록 넣어주세요.

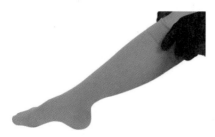

⑤ 손바닥을 이용하여 천천히 쓸어 올리세요.

[저탄력 압박스타킹 착용법]

Q47 공기압펌프치료의 효과는 어떤가요?

간헐적 공기압펌프치료는 공기압을 발생시키는 펌프와 몸에 입는 슬리브를 이용하여 부종 부위에 다양한 압력을 가해 압박 효과를 내는 림프부종 치료 방법 중 하나입니다. 이 치료는 공기압력으로 조직압을 상승시켜 정체되어 있던 림프액이 재흡수되고 림프 흐름이 증진되도록 합니다. 펌프 장비는 공기압력을 발생시키는 본체 기계와 팔이나 다리에 끼우는 슬리브로 구성되어 있습니다. 슬리브는 공기압이 채워지는 챔버 개수에 따라 단실 또는 다실로 나뉘며, 공기압력이 가해지는 시간에 따라 연속적 또는 간헐적으로 나뉩니다. 슬리브의 원위부와 근위부 사이에 시간차를 두어 압력이 가해지면 순차적(sequential)이라고 표현하며, 압력 차이에 따라 점차 압력이 가해지면 점진적(gradual)이라고 합니다.

원위부에는 조금 더 강한 압력, 근위부에는 조금 더 약한 압력으로 가해지면 압력 차이에 의해 조직액이 원위부에서 근위부로 이동할 수 있게 됩니다. 또한 순차적으로 원위부에서 근위부로 공기압이 가해지면 조직액의 흐름이 일정 방향으로 유도되어 우리가 원하는 방향대로 아래에서 위쪽으로 조직액을 이동시킬 수 있게 됩니다.

공기압펌프치료는 림프부종에 도움이 되는 치료법 중 하나지만, 최근의 체계적 문헌고찰과 메타분석에서는 간헐적 공기압펌프 단독치료 효과는 크게 보이지 않고 도수림프배출법, 저탄력 압박붕대, 압박스타킹 등과 함께한 경우에 더욱 큰 부피감소 효과를 보인다고 합니다. 또한 유방암 환자의 상지 림프부종에 대한 최근 메타분석 연구에서는 복합부종감소치료와 공기압펌프치료를 함께 진행한 경우와 복합부종감소치료만 진행한 경우에 부종부위 부피 감소에 유의한 차이가 없었다고 하였습니다. 또한, 주관적인 무게감 감소에는 도움이 된다는 연구가 있었지만, 통증이나 이상 감각과 같은 다른 주관적 증상에는 유의한 효과를 보여주지 않았다

고 보고된 바 있습니다. 따라서 공기압펌프치료만으로 다른 압박치료를
대체할 수 있는 것은 아니며, 다른 치료 방법과 병행하는 것이 좋습니다.

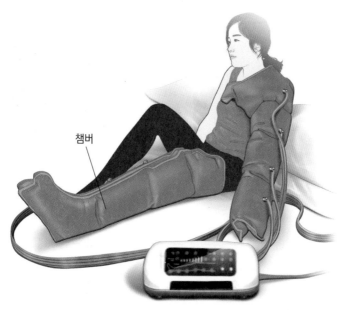

챔버

[간헐적 공기압박치료기기]

Q48 고탄력 압박스타킹은 림프부종에 효과가 없나요?

압박 치료에서의 압력은 휴식압력과 활동압력으로 분류됩니다. 휴식압력은 근육 이완 상태에서 조직에 가해지는 압력이고, 활동압력은 근육 수축이 일어나는 동안 사지의 반경이 증가되면서 일시적으로 압박스타킹에 반하여 내부에 형성되는 압력입니다. 탄력성이 적을수록(저탄력, 비탄력 제품) 활동압력이 커지면서 근육 펌프 작용을 더 효과적으로 도와주게 됩니다. 림프부종에서는 주로 저탄력 압박 제품이 추천되며, 이는 휴식압력은 낮추고, 활동압력은 높여 신체 움직임 시 외부 압박으로 근육을 더욱 밀어주면서 림프 이동을 돕는 원리입니다.

현재 시중에서 판매되는 비의료용 압박스타킹의 경우 대부분 상하좌우로 쉽게 늘어나는 고탄력 압박스타킹이 많으므로, 림프부종 환자는 병원에서 적절한 저탄력 스타킹을 처방받으실 것을 권고합니다.

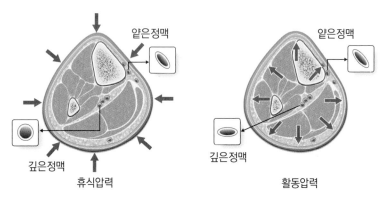

[휴식압력과 활동압력]

Q49 인터넷이나 홈쇼핑에서 판매하는 공기압펌프기를 사용해도 되나요?

공기압펌프치료는 심부정맥혈전증 예방, 만성정맥기능부전의 치료 및 재발방지, 림프부종의 치료를 위해 많이 사용됩니다. 그러나 급성 심부정맥혈전증, 중증 허혈성 동맥질환, 심장성 부종, 중증 복수, 감염, 혈우병 및 피부병변(피부염, 궤양) 등이 있는 경우에는 사용하지 않거나 주의가 필요합니다. 또한 공기압펌프치료 후 펌프를 적용한 슬리브 근위부로 부종이 이동하여 팔이나 다리 상부 또는 성기 부위에 오히려 부종이 증가하고 섬유화가 생기는 경우가 있어 사용 시 주의 깊게 살펴보아야 합니다. 최근에는 장비가 다양해져 슬리브가 몸통으로 이어지면서 이러한 부작용을 줄일 수 있는 장비들도 나오고 있기 때문에 환자마다 프로토콜과 장비를 개별화할 수 있습니다.

인터넷이나 홈쇼핑에서 판매하는 공기압펌프기를 사용하여 가정에서 자가 치료를 시행할 수는 있지만, 림프부종 치료 목적에 맞는 적절한 장비인지 확인하는 것이 필요합니다. 슬리브의 챔버가 몇 개인지, 공기압박 방식이 순차적이고 점진적으로 제공되는지, 압력 제공 범위가 어느 정도인지 확인 후 구매하는 것이 좋습니다.

Q50 압박스타킹 사용 후 손이 붓는데 어떻게 하나요?

압박스타킹을 처음 착용하고 손이 부었다면 우선 압박스타킹 착용 방법에 문제가 있는지 확인하는 것이 필요합니다. 특정 부위만 특징적으로 더 압박되거나 균등하지 않게 압력이 분산되면 필요 이상의 압박으로 오히려 부종이 가중될 수 있습니다. 흔한 예로, 팔다리를 상부로 잡아당겨 착용하면 이 부위의 과도한 압력이 가해질 수 있고 이로 인해 손과 같은 원위부의 부종이 생길 수 있습니다.

상지의 여러 부위에 부종이 있는 상태라면 상지 스타킹과 스타킹 장갑을 함께 착용하는 것이 도움이 될 수 있습니다. 스타킹과 손가락 장갑을 착용했는데도 붓는 것이라면 손바닥, 손등 부위에 의료용 스펀지 붕대 조직(5 mm)을 스타킹 안에 덧대어 추가적인 압박을 제공할 수 있습니다. 그럼에도 불구하고 계속 붓는다면 손가락 붕대를 사용하는 붕대요법 혹은 수면 중에 주로 착용하는 가먼트를 스타킹 대신 사용하는 것을 고려할 수 있습니다.

손목과 팔꿈치 등 관절부위는 접힌 상태가 오래 유지되면 순환에 방해가 될 수 있으므로 평소의 자세도 확인해 보아야 합니다. 또한, 부종이 악화될 수 있는 전신상태가 있는지에 대해서도 확인해보는 것이 좋습니다.

스타킹을 처음 사용한 것이 아닌데 손이 붓는다면 치료 효과를 내기에는 압박 강도가 부족한 것일 수도 있으니 스타킹의 상태를 확인해 볼 필요가 있습니다. 압박스타킹은 3–6개월이 지나면 재질의 내구성이 떨어져 압박 효과가 감소된다고 알려져 있습니다. 주기적인 교체 시기가 지났다면 교체를 고려하는 것이 좋습니다.

부종이 없던 부위에 새로 생긴 경우라면 담당 의료진과 상의하여 정확한 상태를 확인하는 것이 필요하겠습니다.

Q51 림프부종 압박스타킹은 건강보험이 적용되나요?

암환자는 중증질환 산정특례제도*를 통하여 건강보험 본인부담률을 경감받을 수 있으며 림프부종 압박스타킹도 해당됩니다. 산정특례 적용 기간은 진단 후 5년이며, 본인부담금의 5%를 환자가 부담합니다. 스타킹은 급여대상으로 산정특례 기간 이후 본인부담률은 입원환자는 5-20%, 외래환자는 30-60%가 됩니다. 스타킹과 달리 가먼트 제품들은 2023년 5월부터 선별급여 대상으로 분류되어 본인부담률은 80%이며, 5년 주기로 재평가하기 때문에 추후 변경될 수 있습니다.

Q52 림프부종 압박스타킹 대신 꽉 끼는 청바지를 입어도 되나요?

림프부종 환자는 꽉 끼는 의복이나 장신구 착용을 피해야 합니다. 꽉 끼는 의복이나 장신구는 압력을 고르게 분산하지 못하며 혈액과 림프의 흐름을 방해하여 림프부종을 악화시킬 수 있습니다.

---

* 산정특례제도: 고액의 치료비가 발생하는 중증질환자의 경제적 부담을 덜어주기 위해, 국가에서 환자가 부담하는 치료비를 경감해주는 제도

Q53 림프부종 마사지는 어떻게 시행하나요?

림프부종 마사지는 림프배출마사지 혹은 도수림프배출법이라고도 하며, 림프흐름을 자극하여 부종을 감소시키는 치료 방법입니다. 일반적인 마사지는 센 압력으로 근육을 자극하는 방법인 것에 반해, 림프부종 마사지는 림프관이 피부 바로 아래 피하층에 존재하기 때문에 피부표면을 부드럽고 천천히, 상대적으로 반복적이고 낮은 압력으로 시행하게 됩니다. 깊고 센 압력으로 시행하는 수기 마사지는 조직에 손상을 줄 수 있고 모세혈관의 투과를 증가시켜 오히려 부종이 악화될 수 있어 림프부종 환자에서는 피해야 하는 방법입니다.

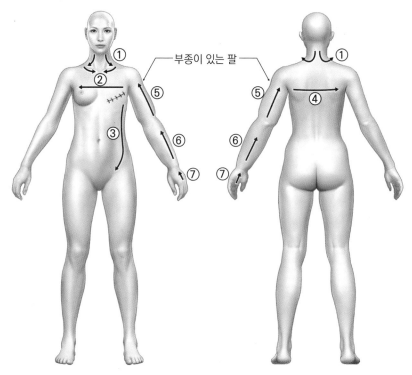

[상지 도수림프마사지의 순서]

도수림프마사지를 적용하는 순서에는 몇 가지 원칙이 있습니다.

림프부종이 있는 부위의 림프액을 림프부종이 없는 부위로 이동시키기 위해 가장 먼저 목 주변과 림프부종이 없는 정상적인 부위부터 시작하여 림프부종이 있는 부위로 마사지를 진행해야 합니다. ① 목주변 ➜ ②, ③, ④ 부종이 없는 몸통 부위 ➜ ⑤ 부종이 있는 몸통 부위 ➜ ⑥ 부종 부위의 근위부(몸통에 가까운 부위) ➜ ⑦ 부종 부위의 원위부(몸통에서 먼 팔 다리 부위) 순서로 진행하는 것이 원칙입니다. 예를 들어, 고속도로에서 교통사고가 발생해 그 뒤로 차가 더이상 이동하지 못하고 밀려 있는 경우에 제일 뒤에 있는 차를 앞으로 계속 밀더라도 이동하지 못할 것입니다. 교통사고가 발생한 위치의 차부터 순서대로 앞으로 먼저 보내고, 국도나 샛길이 있는 경우 빠지도록 해야 서서히 차가 빠지고 뒤 쪽의 차들도 조금씩 앞으로 갈 수 있습니다. 림프부종 역시 저류되어 있는 림프액을 건강한 림프관과 림프절로 보내기 위해서는 부종이 없고 건강한 부위의 림프절을 먼저 자극하여 림프부종 부위의 조직액이 이동할 수 있는 길을 터주는 것이 필요합니다.

도수림프마사지 대상 환자는 림프부종이 있거나 정맥–림프부종이 있는 경우, 지방부종, 외상 및 수술 후 부종, 복합부위통증 증후군이 있는 경우입니다.

반면 도수림프마사지를 시행하면 안되는 경우는 급성 봉와직염, 신장질환, 조절되지 않는 고혈압, 중증의 심부전, 복수가 있는 간경화, 상대정맥폐쇄, 치료받지 않은 결핵이나 말라리아 등이며, 치료받지 않은 갑상선 기능부전이나 종양이나 전이가 있는 경우에는 그 부위에 직접적인 마사지를 하지 않도록 해야 합니다.

도수림프마사지법은 부종의 위치와 개인의 치료기왕력, 손상 정도가 모두 다르며 적절한 순서와 압력으로 시행되어야 하기 때문에 숙련된 치료사가 시행해야 합니다. 또한, 자가도수림프배출법을 환자나 보호자가 교육받아 가정에서 시행할 수 있습니다.

Q54 자가 림프배출마사지의 강도는 어느 정도가 적절한가요?

마사지 압력은 저강도로 가벼운 압력을 가하여 시행하며, 조직에 갑작스러운 압력이 가해지지 않도록 천천히 시행합니다. 마사지 부위에 통증을 유발하는 정도의 압력으로 시행해서는 안되며, 손가락 아래로 근육이 느껴진다면 압력이 센 경우라고 볼 수 있습니다. 피부가 살짝 늘어날 정도의 압력이 적당하며, 피부 섬유화가 진행된 병변의 경우 조금 더 강한 압력의 마사지를 필요합니다. 그러므로 자가 림프배출마사지는 임상의 및 치료사에 의해 적절한 교육을 받은 후 시행하도록 합니다.

Q55 림프배출마사지가 암을 악화시킬 가능성은 없나요?

'림프배출마사지가 암세포의 확산과 가속화로 이어질 수 있다'는 의견에 대해 많은 선행 연구들에서는 림프배출마사지가 암의 확산에 기여하지 않으며 전이 환자에게 발생한 림프부종 역시 치료를 보류해서는 안된다는 의견을 제시하였습니다. 반면, 활동성 암으로 인해 발생하는 악성 림프부종은 림프배출마사지의 상대적인 금기 사항으로, 종양의 직접적인 영향을 받는 신체 부위에 압박이나 림프배출마사지를 시행하는 것은 주의가 필요하므로 주치의와 상의하도록 합니다.

Q56 림프부종 순환운동은 어떻게 시행하나요?

림프부종이 있는 팔이나 다리에는 림프혈관에 압력을 가할 수 있는 정도로 리듬감 있는 순차적 근육운동들로 구성된 다양한 활동을 포함한 운동을 시행해 볼 수 있습니다. 림프부종 감소를 위한 운동은 해당 신체 부위의 능동적이고 반복적인 비저항성 움직임을 포함합니다. 림프부종 운동은 근육의 펌프 역할을 증대시키고 정맥과 림프액의 체내 흡수를 촉진하는 효과가 있습니다. 운동으로 인한 림프부종 악화에 대해 우려할 수 있으나 운동은 림프부종을 가진 환자에서 복합부종감소치료의 요소이며 중요한 신체활동으로 여겨지고 있습니다.

편안하고 넉넉한 옷을 입고, 부종 부위에 저탄력 압박붕대나 압박스타킹을 착용한 상태에서 바른 자세로 운동합니다. 운동 전후에는 복식호흡을 하고, 처음에는 낮은 횟수, 가벼운 강도로 시작하고 점차 반복 횟수를 늘려 통증이 일어나지 않는 범위 내에서 시행합니다. 운동은 1일 2회 정도 시행하고, 각 운동은 5-10회 정도의 정확한 동작으로 하며, 한 움직임에서 3-5초 정도 걸리도록 합니다. 또한 운동 중이나 운동 후에 발생할 수 있는 부종 변화를 점검하여 운동에 의해 부종이 악화되지 않도록 주의를 기울입니다. 상하지 운동의 순서는 아래를 참고하면 됩니다(운동 방법은 Q57 참고).

Q57 림프부종 치료에 도움이 되는 자가운동에 어떤 것이 있을까요?

유연성 운동과 스트레칭 운동은 근육을 이완시키고 결합조직을 이완하여 수술 부위 상흔과 관절의 구축을 최소화하며 림프액 흐름이 막히지 않도록 도움을 줍니다. 근력 운동은 압박요법과 같이 시행해야 림프부종이 있는 상하지의 부피를 줄일 수 있습니다. 편안하고 넉넉한 옷을 입고 저탄력 압박붕대나 스타킹을 착용한 상태에서 운동을 하며, 구부러진 자세는 조직 채널 열림을 방해하므로 바른 자세로 합니다. 심혈관 기능 향상을 위한 유산소 운동이나 건측 상지 혹은 건측 하지의 근력운동은 따로 주의를 요하지 않습니다. 운동이 림프부종 자체를 호전시키는 효과에 대한 근거는 부족하지만, 전반적인 건강과 삶의 질을 높이고 림프부종의 합병증을 줄이거나 예방하는 효과를 가져올 수 있습니다. 아래의 상지와 하지의 자가 운동을 참고하시기 바랍니다.

● **상지운동**

(A) 깊은 심호흡하기(Q43 참고)

우선 준비운동으로 깊은 심호흡을 한다. 심호흡은 복강 내 압력을 변화시켜 흉곽 내에서 진공 상태를 만들어 림프액의 배출을 돕는 역할을 한다.

(B) 측면 머리 돌리기 (그림 A, B)

머리를 천천히 오른쪽으로 돌리고 반대편도 같은 방법으로 반복한다.
이때 턱과 눈이 수평이 되게 해야 한다.

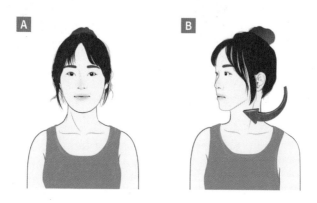

(C) 전방으로 목 돌리기 (그림 C, D)

천천히 목을 오른쪽부터 옆, 뒤쪽으로 크게 원을 그리면서 돌린다.

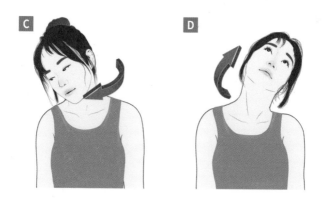

(D) 어깨 전후방으로 돌리기 (그림 E-H)

양 어깨를 전방과 후방으로 크게 원을 그리며 각각 돌린다.

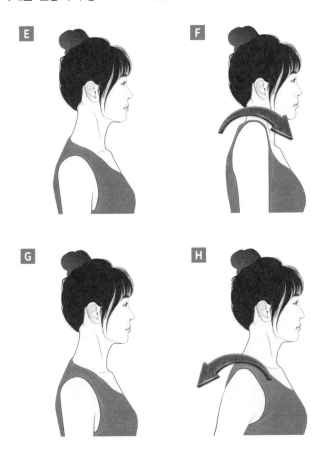

(ㅌ) 어깨 돌리기 (그림 I, J)

양팔은 어깨 높이 정도로 올린 다음 천천히 손을 바깥쪽으로 돌려 손바닥이 위쪽을 바라보도록 한 후 다시 제자리로 돌아온다.

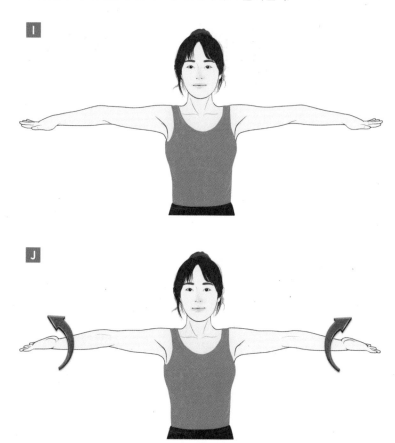

(F) 날개뼈 서로 모으기 (그림 K, L)

팔을 약간 들고 팔꿈치를 가볍게 구부린 다음 최대로 가슴을 앞으로 내밀 듯이 하여 날개뼈가 맞닿는 느낌을 준다.

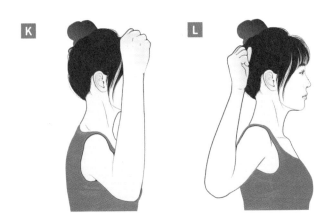

(G) 양 손 마주 대고 압박하기 (그림 M-O)

팔꿈치를 펴고 손바닥을 붙인 다음 서로 최대한 밀도록 한다.

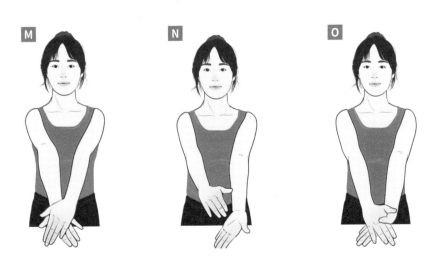

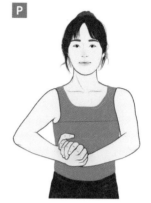

(H) 팔 구부리기 (그림 P)

한 팔의 손이나 손목 위를 반대편 손으로 잡은 다음 팔을 힘을 주어 구부린다. 이때, 반대편 손으로 굽혀지는 팔을 펴는 방향으로 밀면서 저항을 주도록 한다.

(I) 머리 위에서 박수치기

팔을 곧게 펴고 좌우로 수평이 되게 한 다음 머리 위로 손뼉을 치고 다시 좌우 수평상태로 팔을 위치한다.

(J) 양 손가락 벽 오르기 (그림 Q, R)

벽을 마주보고 선 다음 손가락을 이용하여 천천히 벽을 더듬어 위로 올라간다.

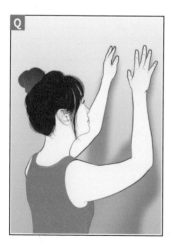
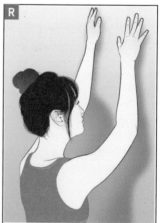

(K) 손가락 운동 (그림 S, T)

손가락 벽 오르기 자세에서 팔을 내리지 말고 벽에다 손가락 운동을 한다. 피아노를 치는 동작 또는 주먹 쥐었다 펴기 실시한다

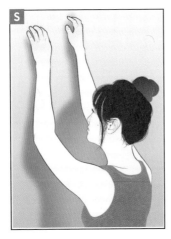
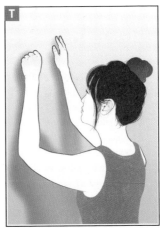

● **하지운동**

(A) 발목 펌핑 운동 (그림 A, B)

① 느리게 발목을 위, 아래로 힘주어 움직인다.

② 총 20회 시행한다.

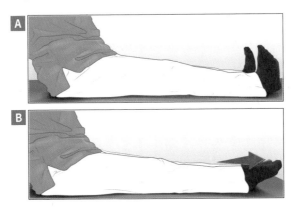

(B) 한쪽 무릎 가슴에 당기기 (그림 C, D)

　① 양팔로 한쪽 무릎을 감싸고 가슴까지 구부린다(15초 유지).

　② 쭉 펴서 처음 자세로 돌아가고, 반대쪽도 동일하게 시행한다.

　③ 양 하지 모두 5번씩 시행한다.

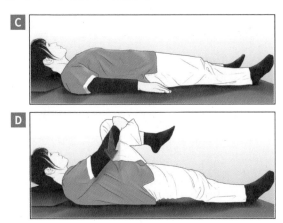

(C) 양쪽 무릎 가슴에 당기기 (그림 E, F)

　① 양 손으로 두 무릎을 감싸고 가슴으로 당긴다.

　② 15초를 세고 원래 자세로 돌아온다.

　③ 5회 반복 시행한다.

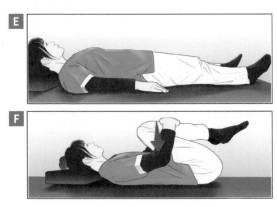

(D) 허리 비틀기 스트레칭 (그림 G, H)

　① 한 쪽 다리를 구부리고 반대쪽으로 넘긴다.

　② 스트레칭하는 다리 쪽 손은 바닥에 붙이고, 반대손을 다리를 눌러준다.

　③ 시선은 스트레칭 하는 다리 쪽으로 고정하고 15초 세고 다시 돌아온다.

　④ 5회 반복 시행한다.

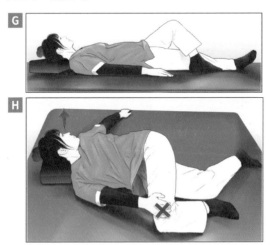

(E) 다리 외측으로 돌리기 (그림 I, J)

　① 엉덩이 근육을 수축한 채 다리를 바깥으로 돌려준다.

　② 10회 반복 시행한다.

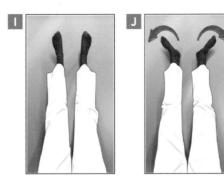

(F) **누워서 자전거 타기** (그림 K, L, M)

① 등과 엉덩이를 바닥에 붙인 상태에서 자연스럽게 공중에서 자전거
를 타듯 양 쪽 다리를 교차하여 움직인다.

② 20회씩 5세트 반복 시행한다.

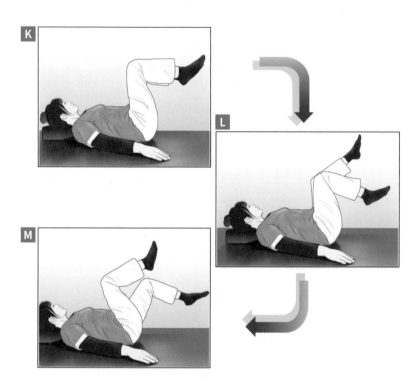

Q58 림프부종의 수술적 치료를 알고 싶어요.

림프부종의 일차치료는 압박을 중심으로 하는 복합림프물리치료입니다. 그러나 이러한 보존적 치료에 의한 치료효과가 적은 경우에는 수술적 치료를 고려해 볼 수 있습니다. 수술적 치료는 크게 림프관정맥문합술, 혈관화 림프절 이식술, 지방흡입술로 분류됩니다.

림프관정맥문합술은 가장 대표적인 수술법으로, 림프관을 정맥혈관에 연결하여 우회길을 만들어 림프액이 축적되지 않고 바로 혈관계로 빠져 나가도록 하며, 압박치료를 병행하면 수술 후 증상이 바로 개선되는 효과를 볼 수 있습니다.

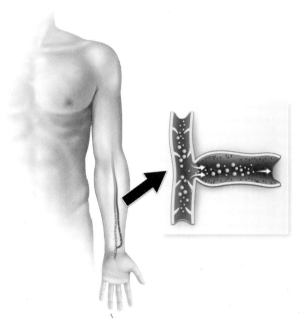

[림프관정맥문합술의 원리]

남아 있는 림프관의 손상 정도가 심하게 진행된 림프부종에서는 혈관화 림프절 이식술을 고려할 수 있으며, 이는 정상 림프절을 일부 채취하여 부종이 있는 부위에 이식하는 수술입니다. 수술 후 3-4개월 정도 경과하면 이식한 림프절에서 림프관들이 재생되면서 서서히 림프부종이 호전되는 효과를 볼 수 있습니다.

지방흡입술은 부종이 있는 부위에 축적된 지방을 흡입하여 부어있는 조직 자체를 줄이는 수술입니다. 수술 후에 부종이 장기적으로 감소되기 위해서는 압박치료가 잘 이루어져야 합니다.

림프부종의 수술적 치료법은 최근에도 지속적으로 발전하고 있으며, 이러한 수술 기법의 비약적인 발전은 많은 림프부종 환자들에게 큰 희망을 주고 있습니다.

Q59 림프부종의 수술적 치료의 효과와 합병증은 무엇인가요?

림프부종의 수술적 치료는 크게 림프관정맥문합술, 지방 및 섬유화된 조직의 흡입수술, 림프절 이식수술이 있습니다. 림프관정맥문합술은 현재까지 다수의 연구를 통해 환자의 림프 흐름을 개선하여 부종을 완화하고 증상의 경감을 유도할 수 있는 것으로 증명되었습니다. 이를 바탕으로 삶의 질 호전을 기대할 수 있으며, 의학적으로 우려할 만한 수술 합병증이 보고된 바가 거의 없어 비교적 안전한 수술이라고 할 수 있습니다. 이 수술의 단점으로는 피부 절개와 이로 인한 흉터(1–2 cm)가 있을 수 있다는 것입니다. 또한 수술 이후에도 복합부종감소치료 중 특히 압박치료를 지속하는 것이 수술 효과를 이끌어내는데 큰 역할을 합니다.

흡입수술은 과형성된 조직을 효과적으로 흡입하여 즉각적인 부피 및 부종 감소를 기대할 수 있지만, 수술 부위의 통증, 멍, 1–3개월 간 일시적인 부종으로 환자에게 불편감을 줄 수 있습니다. 림프절 이식수술은 림프관이 완전히 파괴된 중증도 이상의 림프부종 환자에게 시행할 수 있는 유일한 기능적 수술 방법입니다. 이 수술은 부종 완화와 증상 경감의 효과가 증명되어 있지만 상대적으로 긴 수술시간, 전신마취의 부담, 수술 부위의 혈류 저하로 인한 수술 실패 가능성 등의 위험도가 동반될 수 있습니다.

Q60 림프부종 수술은 언제 시행하나요?

림프부종 수술에 대한 절대적인 기준이 있는 것이 아니므로 모든 림프부종 환자가 수술의 대상이 될 수는 있습니다. 하지만 일차적으로 복합림프물리치료의 효과가 좋은 환자들은 수술의 대상으로 적합하지 않으며, 복합림프물리치료를 한 번도 시행해보지 않은 환자들도 바로 수술을 시행하지는 않습니다. 결국 비수술적 치료(복합림프물리치료)의 효과가 없는 환자들에서 수술을 고려하게 됩니다. 봉와직염이나 림프관염이 반복되어 나타나는 경우, 심한 부종으로 인해 외형상의 변형이 심하고 기능적으로 문제가 되는 경우 역시 수술을 고려할 수 있습니다. 그 밖에 드물지만 지속적인 림프액 누출이 있거나 심한 섬유화 소견을 보이는 경우에도 수술적 치료를 시행합니다.

최근에는 복합림프물리치료에 대한 순응도가 낮아 장기간 적용하기 어려운 환자나 젊은 환자에서 빠르게 수술하는 경우도 늘어나고 있는 추세입니다. 그러므로 재활의학과 및 성형외과 전문의와의 면밀한 면담을 통해 치료의 순서와 방법을 결정하는 것이 바람직합니다.

Q61 림프관정맥문합술과 지방흡입술을 결정하는 기준이 있나요?

수술의 종류를 결정하는 절대적인 기준이 있는 것은 아니지만, 대부분 개별 환자들의 림프부종 상태를 평가한 후 수술 방법을 결정합니다. 함요부종이 뚜렷하거나 아직 팔이나 다리가 딱딱해지기 전에는 생리학적 수술, 즉 림프관 정맥 문합술이나 혈관화 림프절 이식술을 선택하게 됩니다. 그리고 인도시아닌 림프조영술을 포함한 여러 검사들을 통해 기능이 남아있는 림프관이 있다면 림프관 정맥 문합술을 우선적으로 고려하게 됩니다. 반대로 림프부종 부위에 이미 섬유화 및 피부각화 진행이 심해 딱딱하고 함요부종을 확인하기 힘든 경우에는 지방흡입술을 고려하게 됩니다. 하지만 최근에는 환자의 증상 및 정도에 따라 이러한 수술 방법들을 동시에 복합적으로 시행하는 경우도 흔히 있습니다.

Q62 림프부종 수술은 전신마취인가요, 국소마취인가요? 오래 걸리는 어려운 수술인가요?

림프부종 수술의 종류에 따라 마취 방법도 달라집니다. 우선 혈관화 림프절 이식술 및 지방흡입술, 수술적 축소술 등의 경우 수술 부위가 넓고 통증이 많이 동반되기 때문에 전신마취가 필요합니다. 림프관정맥문합술은 상대적으로 수술 범위가 작아 통증은 덜하지만, 수술의 특성상 환자가 움직이지 않는 상태에서 현미경을 이용해 수술을 진행하기 때문에 부위의 개수에 따라 마취 방법이 달라질 수 있습니다. 즉, 정확히 한 두 군데만 수술하는 경우는 상대적으로 수술 시간이 짧아질 수 있어 국소 마취로도 가능하지만, 수술부위가 많아지는 경우 수술 시간이 길어지기 때문에 환자가 장시간 움직이지 않고 침대에 누워있는 것이 힘들어 전신 마취를 권하는 경우도 있습니다.

림프관정맥문합술이나 혈관화 림프절 이식술의 경우 현미경을 이용하여 시행하는 미세수술에 해당하기 때문에 이에 대한 경험이 많은 의사가 시행할 수 있는 고난이도의 수술입니다. 그리고 수술 방법에 따라 소요 시간이 달라지기 때문에 수술 전 이에 대해 자세한 면담이 이루어져야 합니다.

Q63 림프부종 수술 성공률을 알고 싶어요.

림프부종 수술의 성공률은 연구에 따라 다소 차이가 있지만, 약 75–85% 의 환자에서 수술 후 삶의 질 개선이 보고되고 있습니다. 팔이나 다리의 둘레 및 부피 변화는 수술 전 환자 상태 및 수술방법에 따라 다르지만 평균적으로 30–50% 정도의 부피가 감소된다고 알려져 있으며, 특히 상지에서 하지보다 감소하는 정도가 크다고 보고됩니다. 또한, 수술 후에도 꾸준한 자가관리 및 복합림프물리치료가 병행되어야 수술 후 효과를 장기간 지속할 수 있습니다.

Q64 수술치료 후 압박치료를 중단할 수 있나요?

림프부종 수술 후 시행하는 압박치료는 수술 결과에 큰 영향을 미칩니다. 림프관–정맥 문합수술, 림프/지방 흡입수술, 림프절 이식수술 모두 수술 이후의 적절한 압박 치료가 수술의 성공적인 결과 도출에 매우 중요하다고 보고되고 있습니다.

현재 시행되는 림프부종의 수술 치료는 기능이 저하 혹은 퇴화된 림프관을 교체하여 림프부종을 완치하는 방법이 아닙니다. 대신, 림프 흐름의 우회로를 만들거나 림프관 기능의 퇴화를 예방함으로써 증상의 호전을 목적으로 시행됩니다. 다만, 수술 이후 적절한 압박 치료와 수술 부위를 중심으로 한 포괄적인 재활치료를 통해 상당히 만족할 만한 수준의 증상 개선 및 수술 효과를 기대할 수 있습니다. 또한 수술 이후 약 6개월–1년간 집중적인 압박 치료 후, 증상의 호전 정도에 따라 압박 치료의 정도를 점차적으로 줄여볼 수 있습니다.

Q65 림프부종 수술 직후 압박치료나 림프배출마사지를 하는 것이 안전한가요?

림프부종 수술 중 림프관-정맥 문합수술은 말 그대로 림프의 흐름을 원활하게 하고 림프액이 흐를 수 있는 새로운 길을 연결해주는 수술입니다. 수술 후 새롭게 만들어진 림프관-정맥의 연결부위에 림프액이 흐를 수 있는 효과적인 압력 차이를 만들어 주는 것이 수술의 효과 및 성공 여부를 좌우하기 때문에 수술 직후부터 수술 부위 및 주변 부위에 적절한 림프배출마사지가 시행되어야 합니다.

수술 후 압박치료나 림프배출마사지로 인하여 수술 부위가 손상이 되거나 상처가 벌어지는 경우는 거의 없습니다. 오히려 적절한 압력이 형성되지 않으면, 연결된 정맥에서 혈류가 역류하거나 흐름이 없어지면서 혈전이 발생하는 등의 수술 후 원하지 않는 결과를 야기할 수 있습니다. 이때 '적합한 압력'의 정도를 환자가 제대로 인지하는 것이 매우 중요한데, 수술 전부터 이에 대한 교육을 받는 것이 도움이 됩니다.

Q66 유전성 림프부종도 수술로 좋아질 수 있나요?

유전성 림프부종의 경우, 암 치료 이후 발생하는 이차성 림프부종에 비하여 훨씬 치료가 어렵습니다. 이유는 다음과 같습니다.

첫 번째, 유전성 림프부종은 림프관의 퇴화가 점진적으로 일어나는 이차성 림프부종과 달리 처음부터 림프관의 형성 부전으로 인해 발생하기 때문에, 림프관의 퇴화를 막고 흐름을 보존하는 치료 방법을 적용하기 어렵습니다.

두 번째, 대부분의 유전성 림프부종은 질환의 이환 기간이 이차성 림프부종 환자에 비해 훨씬 더 길기 때문에, 그만큼 부종이 있는 팔이나 다리의 조직 변화 정도가 심하며 섬유화도 더 진행되어 되돌리는 것이 훨씬 어렵습니다.

하지만 최근 발전하고 있는 수술기법을 이용하여 진행된 부종의 정도를 흡입 수술을 통해 줄이고, 림프의 퇴화 진행을 최대한 억제하는 문합수술을 이용하여 부종의 진행을 지연시킬 수 있습니다. 또한, 림프 흐름이 없는 부위에 건강한 림프관과 림프절을 이식하여 림프 흐름을 호전시키는 방법을 복합적으로 이용하여 보다 효과적인 결과를 얻고 있습니다. 그러므로 환자의 개별적인 상황과 부종의 증상, 위치 등을 종합적으로 고려하여 어떤 치료 방법이 효과적일지를 정확히 분석하고 선택하는 것이 무엇보다 중요합니다.

Q67 림프부종에 사용하는 약제에 대해 알고 싶어요.

림프부종 약제에는 대표적으로 벤조피론(benzopyrones)과 플라보노이드(flavonoids)가 있습니다.

감마 벤조피론 제제(일반명 다플론; daflon)는 정맥탄력, 모세혈관 투과성 및 저항성을 향상시키고 염증반응으로부터 보호하는 기능이 있다고 알려져 있습니다. 주로 만성정맥부전, 치질과 같은 질환에서 일차 약제로 쓰이고 있습니다. 림프부종 환자에서는 주관적인 불편감이나 부종부위의 무게감을 감소시키는 효과가 있다고 알려져 있습니다.

플라보노이드 제제(일반명 엔도텔론; endotelon)은 포도씨에서 추출한 식물 기원 물질로, 혈관벽에서 세포외기질의 생합성을 조절하여 일종의 혈관보호 기능을 하는 것으로 알려져 있습니다.

두 약물 모두 증상을 관찰하면서 3–6개월 정도 투여한 후 효과를 보는 경우가 많습니다. 두 약물 모두 안정성이 있고 부작용이 크지 않아 복용에 제약이 많지는 않으나, 정맥질환에 대한 효과에 비해 림프부종에서의 효과는 아직 근거가 많지 않아 약물치료가 림프부종에 대한 표준치료 방법인 복합림프물리치료를 대체할 수는 없습니다.

그 외 림프부종 치료 약제는 아니지만 이뇨제가 일시적인 부종 완화를 위해 사용될 수 있으며 종류, 기간, 용량은 환자에 따라 다릅니다(Q68 참고). 림프관염 치료에는 항생제가 필요한 경우가 있습니다. 대부분 경구용 항생제로 치료하지만 상태가 심한 경우에는 주사 항생제를 사용해야 하는 경우도 있습니다. 림프관염이 반복적으로 발생하는 경우에는 예방적 항생제 치료를 고려할 수도 있습니다.

Q68 이뇨제가 림프부종에 도움이 되나요?

림프부종 치료의 일차 약제로 이뇨제가 추천되지는 않습니다. 그러나, 갑자기 부피가 증가하거나 체액이 저류하여 함요(pitting) 양상이 뚜렷하게 나타나는 급성기 림프부종에서는 선택적으로 사용할 수 있습니다. 단, 2주에서 3주 이내로 단기간 사용하도록 하며, 신장 기능을 악화시킬 수 있어 신기능 변화 및 신장 질환 유무를 잘 살펴야 합니다. 반대로, 이뇨제는 부종 조직 내의 단백질 농도를 높여 림프부종을 악화시키거나 연부조직의 섬유화를 유발할 수도 있습니다. 따라서 이뇨제는 의사와 상의 후 신중하게 사용해야 합니다.

Q69 저출력 레이저치료의 효과는 어떤가요?

저출력 레이저 치료(low-level laser therapy)의 효과는 1960년대부터 보고되었으며, 다양한 임상 연구에서 효과적이라는 긍정적 결과가 보고되었습니다. 특히, 조직에 수술 혹은 방사선과 관련된 섬유화가 있을 때 효과적이며, 조직을 부드럽게 하고 흉터와 감각을 호전시킵니다. 또한, 새로운 림프관 형성, 성장인자 방출 및 대사 증가와 같은 다양한 생리적 반응을 유도하여 단백질이 풍부한 체액의 배수를 촉진하고 대식세포 형성을 증가시켜 면역체계를 강화하는 데에도 도움이 됩니다. 국내에서도 림프부종 환자에게 적합한 파장의 저출력 레이저 장비가 도입되어 사용되고 있습니다.

Q70 림프부종이 있는 팔이나 다리에서 열감, 발적, 통증이 갑자기 발생하면 어떻게 하나요?

부종이 있는 팔이나 다리에서 열감, 발적, 통증이 갑자기 발생하였다면 급성 감염을 의심해 볼 수 있습니다. 이러한 경우 즉시 주치의와 상담하여 항생제 치료 등이 지연되지 않도록 의심되는 증상이 생기는 경우 병원으로 내원하도록 하며, 진료 전까지는 압박붕대나 압박스타킹은 사용하지 않도록 합니다.

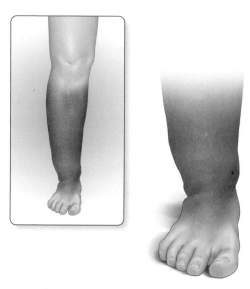

[하지림프부종에서 발생한 봉와직염]

Q71 림프부종 감염을 일으키는 세균은 무엇인가요?

림프부종 환자의 감염은 상부 진피와 표층 림프관의 감염인 단독(ery-sipelas), 피부와 피하조직의 감염인 연조직염 또는 림프관염 등으로 나타납니다. 가장 흔한 원인균은 A군 사슬알균(*Group A Streptococci*)이며 황색포도알균(*Staphylococcus aureus*)도 원인균이 될 수 있습니다. 하지만 감염 증상이 있는 환자의 혈액 배양에서는 대부분 원인균이 나오지 않는 경우가 많습니다.

Q72 감염 시 주로 어떤 항생제를 사용하나요?

항생제 치료의 경우 경구용 플루클록사실린 500 mg – 1 g을 6시간 간격으로 투여하는 것이 우선적으로 권장됩니다. 플루클록사실린으로 인해 부작용이 나타나는 환자의 경우 페니실린 계열의 아목시실린을 500 mg씩 8시간마다 투여해 볼 수 있습니다. 페니실린에 알러지*가 있는 환자의 경우에는 클라리스로마이신 500 mg을 12시간 간격으로 처방할 수 있으며 담당 의사의 진료 후 결정하게 됩니다.

---

* 페니실린 알러지: 처음 페니실린을 복용할 때 발생하며 주로 복용 한 시간 이내에 나타나는 가려움증, 기침, 코막힘, 얼굴 및 손, 발 주변의 붓기 등을 호소한다. 심한 경우 아나필락시스, 전신 붓기, 호흡 곤란, 설사, 구토, 현기증, 두근거림 등 증상이 발생할 수 있다.

Q73 림프부종 감염 시 항생제 치료기간은 어느 정도인가요?

림프부종 감염에 대해서는 최소 14일 동안 항생제 치료를 시행할 것을 권장합니다. 조기에 항생제 치료가 종결되는 경우 감염 치료가 불완전하게 해결되어 재발이 생길 수 있으므로 항생제 치료 기간은 담당 의사와 상의하여 결정하도록 합니다.

Q74 감염이 생기면 언제부터 압박 치료를 다시 할 수 있나요?

급성 감염 시 림프부종이 악화되는 경우가 많습니다. 그러나 급성 감염이 의심되는 경우 압박치료는 절대 시행해서는 안되며, 이때는 감염에 대한 항생제 치료를 먼저 시행해야 합니다. 발열, 발적, 부종, 통증과 같은 감염 증상 및 혈액검사상 백혈구(WBC), 적혈구 침강속도(ESR), C-반응성 단백 수치(CRP)와 같은 염증 수치가 호전된 후 압박 치료를 다시 시작할 수 있습니다.

Q75 예방적 항생제 치료로 림프부종 감염 예방이 가능한가요?

림프부종 환자에게 예방적 항생제의 이점은 확실하지 않으나, 봉와직염의 재발에 예방적 항생제가 도움이 된다는 보고가 있으며, 연간 2회 이상 봉와직염이 발생하는 환자의 경우 예방적 항생제 사용을 고려해 볼 수 있습니다. 그러나 예방적 항생제 치료의 효능은 일시적이며, 중단하면 재발 위험이 다시 높아질 수 있습니다.

림프부종 치료로 사지 부피를 줄이면 봉와직염 발병 위험이 줄어든다는 근거가 있으므로 예방적 항생제를 사용하기 이전 적절한 시기에 림프부종 부피감소를 위한 치료를 시행하여 감염의 재발 위험을 낮추는 것이 중요합니다. 이러한 보존적 방법으로 감염이 잘 조절되지 않는 환자의 경우 혈관화된 림프절 이식 또는 림프정맥 문합과 같은 수술적 방법도 고려해 볼 수 있습니다.

Q76 림프부종 예방수칙을 정리해서 알고 싶습니다.

국제림프네트워크(National lymphedema network)에서 권고하는 림프부종 예방수칙은 다음과 같습니다.

① 건강한 생활양식
- 적정 체중을 유지합니다.
- 개인의 신체 능력에 맞는 운동을 시행합니다. 어떤 운동이나 신체활동을 시행할 때는 강도나 시간을 점차적으로 늘려 나가야 하며, 운동이나 신체활동 이후에 림프부종의 위험이 있는 부위의 사이즈나 모양 혹은 감각이 변하는지 확인하여야 합니다.

② 피부관리

- 피부를 깨끗하게 유지하고 자극이 되지 않게 합니다.
- 피부가 건조해지지 않도록 보습을 합니다.
- 자외선 차단제나 벌레 기피제를 이용하며 피부의 자극이나 염증발생의 위험을 낮춥니다.

③ 주기적인 검진

- 주기적인 림프부종 전문가의 진료를 통해 림프부종의 위험을 감소시키고 조기 진단과 치료를 시행할 수 있습니다.

④ 위험인자에 대한 인식

- 림프부종이 발생할 수 있는 상지 혹은 하지의 상처나 손상은 염증을 유발하며 림프계에 부하를 높일 수 있습니다.
- 림프부종이 발생할 수 있는 상지 혹은 하지에 끼는 옷을 입거나 조이는 것은 림프의 흐름을 방해하고 림프계에 부하를 높일 수 있습니다.
- 화상이나 과도한 열에 장기간 노출되는 것은 조직에 염증과 부종을 유발할 수 있습니다.
- 근육 수축 즉 적절한 운동은 림프 기능을 향상시키며, 비활동성은 부종에 부정적인 영향을 미칠 수 있습니다.

⑤ 염증 및 감염과 관련된 증상 인지

- 발진, 발적, 통증 또는 열감은 감염의 징후일 수 있으므로 이러한 증상이 발생하면 즉시 의사와 상의하여 감염 여부를 확인하고 치료를 받아야 합니다.

Q77 유방암 수술한 팔은 평생 사용할 수 없나요?

유방암 수술 후 수술한 쪽의 팔도 적절하고 효율적으로 잘 사용할 수 있습니다. 액와부 림프절 전이가 없어 감시 림프절 절제술만을 시행한 경우 및 림프부종 발생의 위험도가 낮은 경우에는 팔 사용에 제한을 두기 보다는 적절한 움직임과 운동을 적극적으로 하는 것이 필요합니다. 또한, 림프부종 발생의 위험도가 높은 경우에도 일상에서 상지 사용에 제한을 둘 필요는 없으며, 운동을 시행할 경우 점진적으로 강도를 늘려서 시행할 것을 권고합니다. 점진적 운동을 시행하는 경우 팔의 사용 범위를 점차적으로 넓혀가도록 합니다.

Q78 무거운 물건을 들면 부종이 생길 수 있나요?

무거운 물건을 들면 림프계와 주변 조직에 긍정적 및 부정적인 효과가 모두 나타날 수 있습니다. 같은 무게의 물건을 들더라도 림프부종 위험도가 있는 사지의 림프 부하 정도에 따라 림프부종 발생 위험이 달라질 수 있습니다. 또한 개개인의 림프계 상태 즉, 림프부종 위치, 림프 흐름이 저하된 부위, 동반 질환 유무, 이전 신체 활동 수준, 개인의 건강 상태 및 환경적 요인(예: 더운 날씨, 높은 고도)에 따라 림프 흐름의 증가 정도가 달라지게 됩니다.

결론적으로, 무거운 물건을 든 이후 림프의 배출보다 림프의 생성이 더 우세할 경우 림프부종이 생길 수 있습니다. 개인마다 수용할 수 있는 무게의 정도는 다르며, 갑자기 무거운 물건을 들게 되면 림프 생성이 급격히 증가할 수 있으므로 주의가 필요합니다.

Q79 가사노동을 하면 안되나요?

일상생활 속 습관과 주의사항을 고려하며 가사노동을 하면 됩니다. 주의사항으로 림프부종 부위는 상처나 감염으로부터 주의해야 하며, 갑자기 많은 일을 하는 것은 림프액을 과도하게 생성시켜 부종을 악화시킬 수 있음을 인지해야 합니다.

구체적으로 오븐이나 뜨거운 팬에 의한 화상에 주의하기 위해 오븐장갑을 사용하거나, 설거지를 할 때 날카로운 칼 등에 의한 상처를 예방하기 위해 고무장갑 사용을 권유합니다. 또한 김장철이나 명절에 갑자기 많은 가사노동을 하는 것은 주의가 필요합니다. 하지림프부종의 경우에는 한 곳에 30분 이상 움직이지 않고 서 있거나 앉아있는 것을 피하는 것이 좋습니다.

Q80 림프부종이 오십견을 발생시킬 수 있나요?

유방암 수술 및 방사선 치료는 일부 불가피한 흉터조직 형성과 신경 손상을 유발할 수 있습니다. 이로 인해 액와막 증후군*(axillary web syndrome), 오십견, 회전근개질환, 상지의 신경인성 통증 및 건초염, 경수신경병증, 말초신경병증 등의 합병증이 발생할 수 있습니다. 이는 유방암 환자의 상지 기능 및 삶의 질 저하에 영향을 미치는 중요한 요인으로, 유방암 환자의 포괄적인 치료에서 반드시 고려되어야 합니다.

한편, 림프부종이 오십견 유발 가능성을 증가시킨다는 결론을 제시한 연구들도 있습니다. 135명의 유방암 수술을 받은 아시아 여성에서 림프부종은 오십견의 위험 인자로 제시되었습니다. 국내 연구에서도 림프부종 환자 중 약 1/5 이상의 높은 빈도로 오십견이 동반되었다고 보고하였습니다. 림프부종이 오십견을 유발하는 명확한 기전을 확인하기 위해서는 더 많은 연구가 필요하지만, 항암화학요법에 의한 피로, 방사선 치료 시 어깨의 위치, 림프부종 초기 단계의 염증 과정 등 여러 가설이 제시되고 있습니다. 만성화된 림프부종은 회전근개 근육 조직에 부담을 주어 상당한 움직임 제한 상태를 초래할 수 있고, 이는 오십견의 위험인자가 될 수 있습니다.

＊ 액와막 증후군: 겨드랑이에서 팔 쪽으로 이어지는 긴 띠 모양의 구조물이 보이거나 잡히는 현상. 감시 림프절 절제술 등 이후 림프 또는 정맥 손상 및 경화는 림프관이 피하 조직에 부착되어 끈 모양의 형성을 유발하는 증상.

Q81 헬스장에서 아령 운동이나 웨이트 트레이닝을 해도 되나요?

림프부종이 있는 팔이나 다리를 움직이지 않는 것은 오히려 부종에 악영향을 미칠 수 있고, 근력 저하 및 삶의 질 저하와도 관련이 있습니다. 국제림프네트워크 및 미국종합암네트워크 등에서 발표된 림프부종 관련 권고안에 따르면 림프부종 관리의 중요한 한 요소로 적절한 운동을 권유합니다.

점진적인 근력운동이 림프부종을 악화시키지 않고 오히려 호전시킬 수 있다는 최근 연구 근거들을 바탕으로, 적절한 체중 부하 운동은 부종 호전에 도움이 될 수 있습니다. 하지만 갑작스러운 고강도 운동은 림프부종의 악화를 유발할 수도 있기 때문에, 고강도 운동까지 진행을 하기 위해서는 운동의 진행원칙에 대해 아는 것이 반드시 필요합니다.

림프부종의 악화 소견 없이 안정적으로 관리되고 있을 때 운동을 시작하는 것이 좋으며 운동의 강도와 운동시간을 점차적으로 늘려 나가야 합니다. 이렇게 천천히 근력운동의 강도 및 시간을 늘려가면서 본인에게 잘 맞는 강도와 시간을 찾아 근력운동을 시행하여야 하며, 운동 시에는 압박스타킹을 착용하는 것이 좋습니다. 또한, 근력운동 중간중간 충분한 휴식을 취하는 것도 필요합니다.

Q82 골프, 테니스 같은 운동을 해도 되나요?

림프부종이 있는 상지나 하지의 혈액량 방출이 급격히 많아지거나, 과도한 강도의 운동을 하는 경우 림프부종이 악화될 수 있습니다. 상지 림프부종의 경우 골프나 테니스, 하지 림프부종의 경우 축구, 달리기 등을 림프부종 악화와 관련하여 위험한 운동으로 조심하도록 권유하는 지침들이 있습니다.

하지만 개개인마다 심폐지구력 등 운동 능력에 차이가 있으며, 전부터 운동을 하고 있었는지 혹은 새롭게 시작하는지의 차이도 있어 골프나 테니스 등의 운동을 무조건 금지하도록 하는 것은 타당하지 않습니다. 또한 최근 여러 스포츠를 하는 경우에도 림프부종이 악화되지 않았다는 보고들이 있으므로, 림프부종 환자가 스포츠를 할 때 운동의 진행 원칙에 대해 반드시 아는 것이 필요합니다.

운동 진행 원칙은 다음과 같습니다. 림프부종의 악화 소견이 없이 안정적으로 관리되고 있을 때 운동을 시작하는 것이 좋으며, 올바른 자세로 자신에게 맞는 적절한 강도를 찾아 시행하는 것이 중요합니다. 자신에게 맞는 적절한 강도를 찾기 위해 처음에는 저강도의 운동에서 천천히 운동 강도를 높여가며, 운동시간 역시 점차적으로 늘려 나가야 합니다. 운동 시에는 압박스타킹을 착용하는 것을 권유합니다. 또한 어떤 운동이라도 시간이나 강도를 늘려가는 과정에서 통증, 림프부종의 악화 등의 증상이 발생하면 운동을 중단하고 향후 운동 진행에 대해 전문가와 상의하는 것이 필요합니다.

따라서 운동의 종류를 제한하는 것보다는 위에서 설명한 운동의 진행 원칙에 맞게 점진적으로 운동의 시간이나 강도를 늘려가면서 본인의 신체기능에 맞춰 진행하시는 것을 권유합니다.

Q83 부종 완화에 도움이 되는 스포츠가 있나요?

깊은 호흡과 근육의 움직임은 정맥과 림프액의 순환을 도와주므로 깊은 호흡(복식 호흡)을 포함하며, 빠르지 않은 리드미컬한 움직임으로 구성된 운동인 요가, 필라테스, 태극권, 기공 등의 운동과 물 속에서 시행하는 수영이나 아쿠아로빅 등은 림프부종에 도움이 될 수 있습니다. 다만 상지 림프부종의 경우 림프부종이 있는 팔로 몸 전체를 지탱하는 자세는 주의해야 하며, 앞서 언급된 림프부종의 운동 원칙을 참고하여 저강도로 시작하여 점차적으로 강도를 조절해야 합니다.

Q84 운동할 때 스타킹을 착용해야 하나요?

안정화된 상지 림프부종의 경우 점진적으로 진행하는 근력운동이 부종을 악화시키지 않고, 부종관련 증상 등을 호전시키는 것으로 알려지면서 운동을 어떻게 진행할지에 관한 고민도 많아지고 있습니다.

운동 시 압박스타킹을 착용하지 않았을 때 안정성에 관한 증거는 아직 많지 않고, 일부 환자에서 운동 시 림프부종의 악화가 관찰되므로, 부종 악화를 예방하기 위해 운동 시 압박스타킹의 착용이 필요합니다. 또한 운동 시 압박스타킹을 착용하면 조직의 압력을 적절하게 올려 림프의 흐름에 도움을 줄 수 있으므로 운동 시 압박스타킹을 착용하는 것을 권유합니다.

Q85 명상이나 요가가 도움이 되나요?

명상이나 요가가 림프부종을 호전시킨다는 근거가 많지 않고, 어떤 종류의 요가가 도움이 되는지도 아직 명확하지 않습니다. 하지만 신체의 움직임, 근육 수축, 호흡 등이 림프의 흐름을 호전시킨다고 잘 알려져 있으므로 명상 및 호흡은 림프 흐름 호전에 도움이 될 수 있습니다.

요가에서 스트레칭 위주의 움직임과 근육 수축을 유발하는 동작, 깊은 호흡을 하는 동작들이 림프액의 순환에 도움을 줄 수 있으며, 미국임상종양학회에서도 명상 및 요가는 특히 유방암생존자에서의 불안/스트레스 관리, 우울증, 삶의 질의 향상에 도움을 준다고 권고한 바 있습니다.

다만 림프부종에서 운동 원칙인 천천히, 점차적으로 강도를 늘려가야 함을 기억하고, 상지 림프부종의 경우 양팔에 몸무게 전체를 지탱하는 자세는 주의할 필요가 있습니다.

Q86 반신욕을 해도 되나요?

반신욕이 림프부종을 증가시키는지에 대한 연구는 거의 없으며, 림프부종과 반신욕 간의 명확한 연관성은 알려져 있지 않습니다.

이론적으로, 반신욕으로 장시간 열에 노출이 된다면 팔이나 다리로 가는 혈류가 증가되어 림프계에 부하를 증가시킬 가능성이 있지만, 온도와 시간 등에 따라 다를 것이니, 유의하여 하시는 것이 좋습니다.

Q87 목욕 물 온도는 어느 정도가 적당한가요?

림프부종 발생 위험 부위가 15분 이상 지속적으로 뜨거운 열(38.9도 이상)에 노출될 경우 국소 혈류 증가로 림프 부하도 상승하여 부종을 악화시킬 수 있다는 이론적 근거에 따라 다양한 국내외 가이드라인에서는 사우나 등 장기간 열에 환부가 노출되는 것을 피하도록 권고합니다.

임상 연구에서 림프부종 발생에 영향을 주는 30개의 위험 인자들을 분석하였을 때, 사우나 노출이 림프부종을 발생시킬 수 있는 가장 유의한 인자로 확인되었으며, 사우나 이용을 하였던 경우 그렇지 않은 경우보다 부종이 발생 위험이 6배 이상 높다는 결과를 제시하기도 하였습니다. 따라서 림프부종의 발생 위험이 있을 경우 사우나 이용은 피하는 것이 좋으며, 불가피하게 뜨거운 온도에 노출되어야 하는 상황이라면 40도 이하에서 최소한의 시간으로 체간부터 사지로 서서히 신체를 노출시키도록 합니다. 혹시 사우나 이용 이후 부종이 생기거나, 림프부종 위험이 있는 팔이나 다리에 열감 또는 발적이 발생한다면 병원에 즉시 내원하여 주치의와 상의할 것을 권고합니다.

Q88 뜨겁거나 차가운 온도에 노출되면 림프부종이 발생하거나 악화될 수 있나요?

림프부종 부위가 갑작스러운 온도 변화에 직면하거나 뜨거운 또는 차가운 온도에 장기간 노출이 되었을 때, 조직이 손상되거나 염증 반응이 발생하여 림프부종을 악화시킬 수 있다는 이론적 근거를 바탕으로 다양한 국내외 가이드라인에서는 이를 피하도록 권고하고 있습니다. 같은 맥락에서 림프부종이 발생할 수 있는 부위에는 한랭이나 온열과 같이 온도를 이용하는 치료를 피하도록 권고합니다.

직접적인 위험인자로 규명되지는 않았지만, 더운 날씨에 장시간 운동, 덥고 습한 지역으로의 여행, 태양열 아래 오랜 시간 노출, 따뜻한 물에서의 목욕, 사우나 등이 온도와 관련된 위험 인자로 알려져 있으며, 이들 중 실제 부종 발생 위험도가 의미 있게 나타난 것은 사우나였습니다. 특히 뜨거운 온도에서는 염증 반응과 혈류량이 증가하고 림프 생산량이 늘어나 잠재적인 부종 발생 또는 악화의 위험 요소가 될 수 있는 이론적 근거는 충분하므로 주의가 필요합니다.

Q89 림프부종이 여름보다 겨울에 관리하기 편한 이유는 무엇인가요?

기온이 상승하면 우리 몸은 열을 배출하기 위해 피부의 표층 혈관이 확장되고 혈액량이 증가하여 림프 생성량도 증가합니다. 하지만 림프 기능에 이상이 있으면 늘어난 림프 부하를 배출하는데 어려움이 생겨 부종이 악화될 수 있습니다. 반대로 추운 날씨에는 피부의 혈관이 수축하면서 열 손실을 줄이려고 하고, 이로 인해 림프 생성도 감소하므로 더운 날씨에 비해 상대적으로 부종에 유리할 수 있습니다. 이러한 이론적 근거에 의해 계절에 따라 부종의 정도가 변할 수는 있습니다. 하지만 실제 계절에 따른 부종의 차이를 확인한 몇몇 임상 연구 결과 덥고 습한 여름에 환자들이 주관적인 부종 악화를 호소하였으나 실질적인 부피 증가를 보이지는 않았다고 합니다.

덥고 습한 여름에는 환자들이 압박 가먼트 착용에 더욱 더 불편감을 느끼므로, 부종 관리의 순응도가 겨울에 비해 더 낮아질 수 있다는 환경적 요인도 생각해 볼 수 있습니다. 관련된 연구에서 덥고 습한 여름에는 80%에 가까운 환자들이 저탄력 압박가먼트 착용에 불편감과 어려움을 호소하였으며, 압박 이후 가려움, 발적, 미용적 문제로 인한 심리적 부담감을 호소했습니다.

따라서, 계절에 따른 부종의 악화는 온도, 습도 자체의 변화로 인한 직접적인 효과보다는 림프부종 관리의 어려움으로 인한 영향이 더 크다고 볼 수 있습니다.

Q90 림프부종이 있을 때 장거리 비행기 여행이 가능한가요?

통상적으로 림프절 절제술을 시행 받은 환자들은 림프부종이 발생하지 않았어도 장기간의 비행은 피하도록 권고되어 왔습니다. 이러한 권고안에 대한 과학적 근거는 충분하지 않지만, 환자 사례 보고 및 환자 설문조사에서 비행 이후 림프부종이 발생하거나 악화된 경우들을 확인할 수 있습니다.

이론적으로 기내에서의 움직임 저하로 인한 림프액 정체, 장시간 탈수, 낮은 기내압에 노출된 이후 국소 혈류 정체로 부종이 발생하거나 악화될 수 있습니다. 하지만 이것이 림프부종을 발생시킬 정도의 영향을 미치지는 않을 수 있다는 의견도 있고, 300여 명의 유방암 생존자를 대상으로 한 연구에서 비행기 여행 이후에 영구적인 림프부종이 발생하였던 환자는 한 명도 없었습니다. 따라서 비행기 여행이 림프부종에 영향을 미치는지에 대해서는 명확한 결론을 내리기 어렵습니다.

결론적으로 림프부종 환자에게 비행기 여행이 금기 사항이라고 할 수는 없으나, 최소한의 발생 가능성을 줄이기 위해 비행 시 수시로 몸을 움직이고, 팔다리 들기를 시행하며, 필요시 압박스타킹 착용을 권유드립니다.

Q91 림프부종이 있는 팔에서 혈압을 측정해도 될까요?

림프절 절제술을 동반한 편측 유방암 수술을 시행한 쪽 팔에 혈압을 측정하는 것이 림프부종을 발생시킬 위험이 높지 않음은 많은 임상적 연구를 통해 알려진 사실입니다. 그러나 많은 연구들이 이미 부종이 있는 팔에서 시행한 것이 아니라, 편측 유방절제술을 시행하였지만 아직 부종이 발생하지 않은 팔에서 혈압 측정을 한 것을 비교했으므로 주의를 기울일 필요는 있습니다.

한 임상 연구에서는 편측 유방암 수술 후 림프부종이 발생한 경우와 그렇지 않은 경우로 나누어 혈압 측정을 시행한 과거력에 대해 조사했는데, 팔의 각 구간 둘레의 합이 3 cm를 넘지 않는 심하지 않은 림프부종의 경우 혈압 측정이 기존의 림프부종을 더 악화시키지 않는다는 사실을 발견하였습니다.

따라서 림프부종이 발생하지 않았거나, 양측으로 림프부종이 발생할 확률이 모두 있는 경우, 주의하여 해당 부위 팔에 혈압을 측정할 수 있습니다. 다만, 가능하다면 림프부종 발생 또는 악화 위험이 없는 반대쪽에서 혈압을 측정하는 것이 바람직합니다.

Q92 부종이 있는 팔에서 채혈을 하거나 수액을 공급받을 수 있나요?

결론적으로 말씀드리면 부종이 있는 팔에서는 채혈 또는 수액 공급을 받는 것은 가능하면 피하는 것이 좋습니다. 최근에는 림프절 절제술을 포함하여 편측 유방암 수술을 받은 팔에도 채혈이나 수액 공급을 위해 주사를 하는 것이 림프부종 발생에 미치는 영향이 적다는 경향의 연구들도 있었습니다. 반면 편측 유방암 수술을 받은 쪽 팔에 주사를 하면서 1–5%까지는 새롭게 림프부종이 발생하거나 기존의 부종이 더욱 심해졌다는 보고들도 여러 편 있었고, 주사를 포함하여 동물이나 곤충에 의해 피부 장벽이 무너진 경우에 대상 환자들 중 50%에서 봉와직염이 발생하면서 팔의 부종으로 야기되었다는 연구도 있었습니다. 주사로 정맥을 찌르는 것과 림프부종 발생은 직접적으로는 연관이 적을 수 있으나, 주사로 인해 피부 장벽이 파괴되면서 나타날 수 있는 봉와직염 등의 감염이 부종으로 이어질 수 있기 때문에 각별한 주의가 필요합니다.

따라서 많은 임상 가이드라인에서 부종이 있거나 수술로 인해 부종이 발생할 위험이 높은 팔에서는 채혈 또는 수액 공급을 받는 것을 피할 수 있는 상황이라면 (특히 반대쪽 팔이라는 선택지가 있는 경우에는) 피할 것을 강조하고 있습니다.

Q93 제모는 어떻게 하나요?

림프부종 부위의 제모를 시행할 때는 감염의 위험성을 항상 염두에 두고 주의해서 시행해야 합니다.

깨끗한 피부에 깨끗한 면도기를 이용한 제모가 림프부종을 유발하거나 악화시킨다는 근거는 없습니다. 그러나 건조한 피부에 제모를 하거나, 녹슨 면도기를 이용하는 것은 피부의 손상을 유발하거나 감염의 위험을 높일 수 있기 때문에 주의하여야 합니다. 전기면도기가 일반면도기에 비해 더 안전한 제모방법으로 권유되며, 제모크림을 사용할 경우는 알레르기 반응에 의한 피부 자극이 발생할 수 있기 때문에 림프부종이 없는 곳에 미리 테스트를 해 보는 것이 필요합니다.

Q94 스트레스가 림프부종을 악화시키나요?

림프부종의 악화요인으로 스트레스가 관련있는지에 대한 증거 수준은 낮은 편으로 현재 연관성에 대해서 확실하게 말하기는 어렵습니다.

하지만 과한 스트레스에 인한 코티솔의 분비의 증가 및 자율신경계의 변화는 림프계에 영향을 주며 림프 흐름의 저하에 영향을 줄 수 있습니다. 또한 면역반응 및 감염에 대한 반응의 저하에도 영향을 줄 수 있습니다. 이런 변화는 림프부종의 악화에 일부 영향을 줄 수 있다는 입장도 있습니다.

Q95 수면 시에 심장 위의 높이로 림프부종측 팔이나 다리를 올리고 자야 하나요?

중력의 도움을 받아 체액을 이동시키고자 하는 원리에 의해 림프부종이 있는 환자들은 대부분 취침 시 부종이 있는 상지 또는 하지를 심장보다 위로 올려 놓을 것을 교육받습니다.

하지만 실제 림프부종의 임상 병기에서 1기 부종은 환부를 심장 위로 올릴 때 부종 증상이 호전되지만, 2기부터는 환부를 올려두어도 부종 증상의 호전에 한계가 있는 상태로 정의합니다. 그만큼 림프부종의 초기의 환부의 거상이 부종 증상을 조절하는데 도움되는 것으로 볼 수 있습니다.

또한 밤에 쉬는 동안 부종이 호전되더라도 낮에 일상 생활을 하면서 체액이 다시 저류되면서 부종 증상이 생기기 때문에 지속적인 부종이 있을 경우 밤에 자는 동안 거상하는 것 외에도 압박 등의 치료가 반드시 병행되어야 합니다.

Q96 체중 감량이 림프부종 호전에 도움이 되나요?
어느 정도 감량이 좋을까요?

체질량지수가 30 kg/m² 이상일 경우, 25 kg/m² 미만인 경우에 비해 림프부종이 발생할 확률이 3배가 높다는 보고에서 알 수 있듯, 비만은 림프부종 발병의 위험인자 중 하나로 알려져 있으며, 대부분의 림프부종 임상 가이드라인에서는 체중 조절을 강조하고 있습니다.

체중 감량에 대한 절대적인 기준은 없습니다. 그러나, 체중 감량 환자군에서 부종 측 팔의 부피가 확연하게 줄어든 결과를 보고한 연구에서 체중 감량군의 환자들은 12주 동안 평균 3.3 ± 2.6 kg의 체중을 감량했고, 이에 따라 체질량지수가 1.3 ± 1.1 kg/m² 감소하였습니다. 이와 유사한 또 다른 연구에서는 환자들이 체중을 12주간 3.2 kg, 24주 동안 4 kg 정도 감량하였습니다.

이를 토대로 특히 체질량지수가 25 kg/m² 이상으로 높은 환자들의 경우, 12주에 최소 3 kg 정도를 감량하고, 체질량지수를 25 kg/m² 미만으로 낮추는 것을 목표로 노력할 것을 권고합니다.

Q97 부종 쪽 어깨 통증으로 밤에 잠을 자지 못하는데 어떻게 하나요?

상지 림프부종 환자의 경우 부종 측의 염증 반응 증가, 팔의 무게 증가, 사용 빈도 감소 등에 의하여 약 70% 정도의 환자들에서 어깨 통증을 호소한다는 보고가 있었습니다. 특히 극상근 인대 파열*이나 유착성 관절낭염이 가장 흔하였습니다. 보통 극상근 인대 파열이나 유착성 관절낭염으로 인한 통증이 심하여 수면을 취하지 못할 정도로 통증이 있는 경우에는 해당 부위의 염증을 줄여주는 스테로이드 등의 주사 치료를 먼저 고려하게 됩니다. 그러나 림프부종 쪽의 어깨는 감염 위험 등을 고려하였을 때 주사 치료보다는 약물을 복용하면서 물리치료와 운동을 먼저 시도하도록 합니다. 수면 시 통증이 있는 쪽으로 눕지 않는 것도 도움이 됩니다.

---

* 극상근 인대 파열: 어깨 회전근에서 팔을 옆으로 들어올리는 근육의 인대 파열

Q98 림프부종 치료에 도움이 되는 식이요법이 있나요?

긴-사슬 중성지방(long-chain triglyceride)은 림프관에 부하를 높이고 내장 림프절을 통해 압축미립(chylomicron)의 형태로 흡수됩니다. 만약, 그 구조와 기능에 문제가 있으면 이렇게 흡수된 지방은 다른 기관으로 흘러 들어가기도 하고 역행흐름을 발생시킬 수 있습니다. 긴-사슬 중성지방을 중간-사슬과 짧은-사슬 중성지방으로 대체하면 이러한 역행흐름의 발생을 줄인다고 알려져 있습니다. 따라서, 중간-사슬 중성지방(medium-chain triglyceride, MCT) 관련 식이요법이 권장되고 있습니다. MCT를 포함하는 대표적인 식품으로 코코넛 오일과 유제품이 있습니다. 하지만 MCT를 포함하는 식품들은 포화 지방산이 높아 심혈관 질환 위험에 대한 추가적인 연구가 필요한 상태입니다.

식이 요법은 부종의 호전과 악화의 원인이 될 수 있는 인자 중 하나로 알려져 있습니다. 과일, 야채, 발효음식, 마늘, 엑스트라버진 오일, 견과류나 생선 등은 산화스트레스를 감소시키고 장내 세균총을 조절하여 부종을 호전시킬 수 있는 음식들로 알려져 있습니다. 야채와 과일에 포함된 섬유질은 장에서 빠르게 발효되어 단사슬 지방산 형성을 통해 항염증 반응을 위한 에너지를 생성합니다.

생선, 치아씨, 마카다미아넛, 호두 등에 포함된 오메가-3는 염증 반응을 의미있게 감소시킨다고 알려져 있고, 마늘, 강황, 이눌린 등의 프로바이오틱스, 베리나 올리브류 음식도 항염증과 항부종 반응에 기여한다고 합니다. 반대로, 염분이 높은 음식, 경화지방, 오메가 6, 9, 카페인, 알코올, 유제품, 가공육, 시리얼, 정크푸드, 사탕류는 여러 가지 기전으로 염증과 부종을 악화시킵니다.

최근에는 1-2주에 한번씩 24시간의 간헐적 단식이 림프부종의 위험

인자인 과체중뿐 아니라 염증 반응 및 자가 면역 반응, 인슐린 저항성 등에 도움이 된다고 알려져 있지만 이는 더 많은 연구가 필요합니다.

Q99 상지 림프부종의 관리에서 중요한 점은 무엇인가요?

부종 발생을 예방하기 위해 일상 동작 수행에 상지 사용의 제한을 두실 필요는 없으며, 가벼운 집안일, 운동 등은 점진적으로 시행할 수 있습니다. 다음과 같이 팔에 갑작스러운 무게가 실리는 행동에 주의해야 합니다.

- 일상 생활에서 상지 사용 시 유의할 점
  - 감염의 소지가 될 만한 상처:
    칼에 베임, 벌레 물림, 애완견에 긁힘, 야외 활동 후 발생한 상처
  - 뜨거운 열에 장시간 노출되는 것:
    사우나, 전기장판, 화상
  - 평소보다 상지를 많이 사용하여야 할 때:
    김장, 무거운 짐 들기, 대청소

최근 근거에 따르면 감염에 주의를 요하는 의료 시술(예: 정맥 주사, 관절 주사, 혈압 측정)은 꼭 필요한 경우 시행할 수 있으나, 가능하다면 부종 반대쪽에서 시행하시는 것이 안전하겠습니다. 상지 림프부종이 있는 경우 활동할 때나 수면 시 적절한 압박 치료를 지속하는 것이 부종 악화 방지를 위해 가장 중요하며, 도수림프배출법을 주기적으로 교육받아 스스로 규칙적으로 시행하는 것도 도움이 됩니다.

Q100 하지 림프부종의 관리에서 중요한 점은 무엇인가요?

일상 동작에서 기립 및 보행을 피할 수는 없으므로 관리적 측면에서 상지보다 하지 부종이 불리한 측면이 있습니다. 보행 시 야외에서 맨발로 걷거나, 발을 너무 조이거나 높은 굽의 신발을 신는 것은 피해야 합니다. 장시간 서 있거나 앉아 있는 것은 피하고, 불가피할 경우 스타킹 등의 압박 제품을 꼭 착용하도록 하며, 수시로 눕거나 다리를 심장보다 위로 들면 혈관 내 정수압을 줄여 림프 부하를 감소시키는데 도움이 됩니다. 하지 림프부종에서 역시 압박붕대 및 압박스타킹의 착용이 중요하며, 집중 치료 시기에는 활동 중에도 압박붕대 착용이 권고되지만, 보행 등 일상 동작에서의 불편감, 미용적 측면 등이 순응도에 직접적 영향을 미칠 수 있습니다. 부종 감소 측면에서 필요시 적절한 압박붕대 적용이 장시간 필요할 수 있으며, 움직이면서 제품이 흘러내릴 경우 적절한 압력 유지를 위해 다시 감아야 합니다.

이 책이 림프부종으로 힘든 시간을
보내고 계시는 모든 분들께 조금이나마
든든한 도움이 되었길 바랍니다.